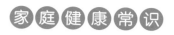

U0320026

漏尿及尿频防治超图解

〔日〕奥井识仁◎主编

孟宇乐◎译

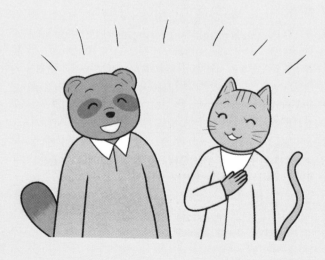

中国纺织出版社有限公司

图书在版编目（CIP）数据

漏尿及尿频防治超图解 / （日） 奥井识仁主编； 孟宇乐译. --北京 ： 中国纺织出版社有限公司， 2020.9
（家庭健康常识）
ISBN 978-7-5180-7256-9

Ⅰ. ①漏… Ⅱ. ①奥… ②孟… Ⅲ. ①泌尿道感染—防治—图解 Ⅳ. ①R691.3-64

中国版本图书馆CIP数据核字（2020）第051942号

原文书名：图解 よくわかる 女性の尿もれ 男性の頻尿をぐんぐん解消する！ 最新治療と予防法
原作者名：奥井识仁

ZUKAI YOKUWAKARU JOSEI NO NYOMORE DANSEI NO HINNYO WO GUNGUN
KAISHOUSURU! SAISHIN CHIRYOU TO YOBOUHOU supervised by Hisahito Okui
Copyright © HISAHITO OKUI 2016
All rights reserved.
Original Japanese edition published by Nitto Shoin Honsha Co., Ltd.

This Simplified Chinese language edition is published by arrangement with
Nitto Shoin Honsha Co., Ltd., Tokyo in care of Tuttle–Mori Agency, Inc., Tokyo
through Shinwon Agency Co., Beijing Representative Office.
本书中文简体版经Nitto Shoin Honsha Co., Ltd.授权，由中国纺织出版社有限公司
独家出版发行。
本书内容未经出版者书面许可，不得以任何方式或任何手段复制、转载或刊登。
著作权合同登记号：图字：01-2020-1858

责任编辑：傅保娣　　责任校对：江思飞　　责任印制：王艳丽

中国纺织出版社有限公司出版发行
地址：北京市朝阳区百子湾东里 A407 号楼　邮政编码：100124
销售电话：010—67004422　传真：010—87155801
http://www.c-textilep.com
中国纺织出版社天猫旗舰店
官方微博 http://weibo.com/2119887771
北京通天印刷有限责任公司印刷　各地新华书店经销
2020 年 9 月第 1 版第 1 次印刷
开本：880×1230　1/32　印张：6.5
字数：95 千字　定价：39.80 元

凡购本书，如有缺页、倒页、脱页，由本社图书营销中心调换

前言

有调查显示，日本约有800万人多多少少存在泌尿方面的问题。众所周知，泌尿问题最具代表的症状是漏尿和尿频，引起泌尿问题的最大原因是年龄的增加。

引起泌尿问题最常见的原因是，女性骨盆底部支撑内脏器官的肌肉松弛及男性膀胱附近的前列腺肥大。

"打喷嚏、提重物的时候会漏尿""感受到强烈的尿意便冲向厕所，但是却赶不及""虽然有尿意，但是到了厕所却很难排出尿液""晚上睡觉以后频繁上厕所"等症状，在外出乘坐巴士或电车时，会让人不安；旅行等时刻，太在意这样的问题，反而没办法好好玩，还会导致睡眠不足……像是这样，泌尿问题会给患者带来各种各样的生活问题，导致生活质量下降。

但是，很多人虽然有泌尿问题，却因为"上了年纪也没办法，不致于去医院""看医生很不好意思"这样的理由，放弃改善自己存在的泌尿问题。

进入老龄化社会后，大家都想过健康舒适的生活。但是，从医生的角度来看，很多人因为每天必不可缺的排尿行为而感到烦恼，是无法忽视的现状。

为很多患者提供诊察后，一般会从患者对自己的排尿状况有更深的理解的排尿日记，以及日常生活中能够轻松做到的盆底肌体操等对患者身体负担较小的治疗方法开始。

另外，如果泌尿问题对患者的生活造成巨大的影响，可以进行涂药、贴膏药、口服药物等治疗，或者考虑手术等治疗方法。对于自己觉得"年龄大了，没有办法"而不积极治疗的患者来说，也有许多合适的治疗方法。

为了每天都能度过健康快乐的生活，意识到自己有排尿方面的问题后，不要觉得不好意思，建议去医院的妇科或泌尿科接受诊疗。然后，进行合适的治疗，改善排尿方面的问题。

希望本书可以帮助您掌握正确的泌尿问题知识，并且帮助您预防和改善排尿方面存在的症状。

日本横须贺女性泌尿科·泌尿科门诊院长

奥井识仁

目录

第6章　泌尿问题的治疗方法 ………………………… 157

第7章　泌尿问题的改善方法 ·················191

序章

你有这些泌尿问题吗

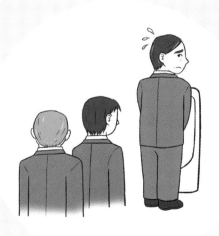

检查一下你是否有
这 5 种泌尿问题

越来越多的人因为泌尿问题而苦恼。
接下来你需要确认的这 5 种泌尿问题，
隐藏着能改善泌尿问题的重要突破口。
那么，你有以下哪种问题呢？

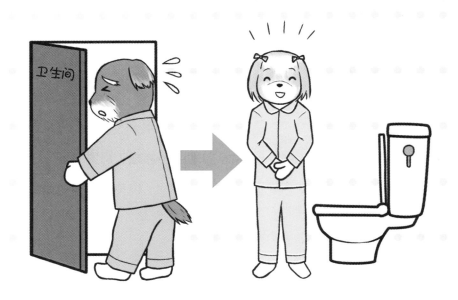

问题 1

驼背

行走的时候、坐着的时候，
背部没有挺直

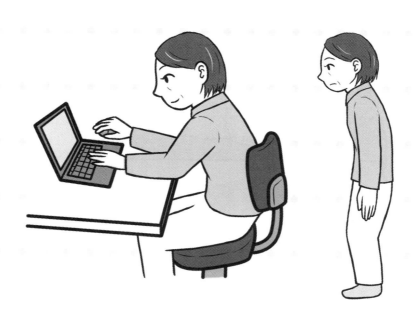

问题2

运动不足

没有运动的习惯,
休息日大多数时间在家里躺着

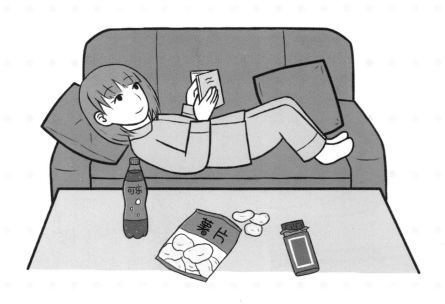

问题 3

便秘

排便通畅的时候很少，
总担心自己是不是便秘了

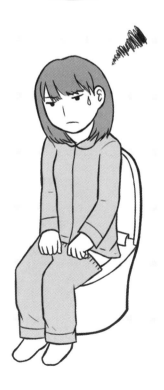

问题 4

小便时间长，
或者有尿不尽的感觉

☑

无法通畅地排尿，
需要花费很长时间

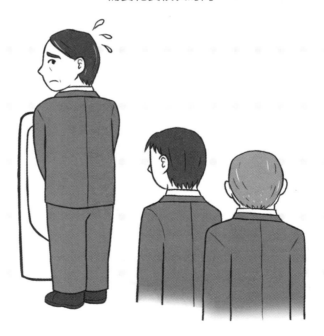

问题 5

小便比较费劲

虽然有尿意但是却尿不出来，
因此小便特别费劲

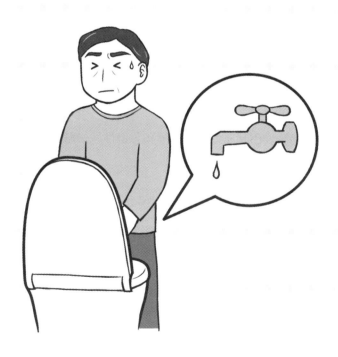

那么，你中了几条呢？

在这 5 种问题中只要符合一种，
就可能会有泌尿问题。
符合条数多的人，是不是正在为泌尿问题烦恼呢？

问题 1 驼背 ▶

虽然一下子很难把驼背（※）和泌尿问题联系起来，但是如果长时间驼背的话，会使压力性尿失禁恶化。（→40，88 页）

※医学上称为圆背。

问题 2 运动不足 ▶

不仅是上了年纪的人，即便是年轻人如果运动不足的话，也会引起压力性尿失禁。（→40，88 页）

问题 3 便秘 ▶

便秘会压迫膀胱，引起压力性尿失禁和急迫性尿失禁。（→40，42，88 页）

问题 4 小便时间长，或者有尿不尽的感觉 ▶

可能患有前列腺肥大，常见于中老年男性。（→46，74，108~129 页）

问题 5 小便比较费劲 ▶

可能患有和问题 4 一样的前列腺肥大，也可能患有前列腺炎或前列腺癌。（→46，72~77，108~129 页）

第 **1** 章

泌尿问题的症状

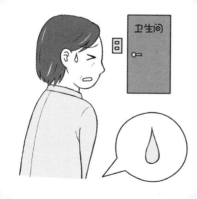

在 40 岁以上的人群中，每 8 人就有 1 人或多或少存在泌尿问题

现在，你有以下这些泌尿问题吗？"无法忍耐的尿意突如其来""上厕所特别频繁""晚上睡觉后频繁上厕所""无法控制的情况下出现漏尿"。

最近的调查显示，日本有800万人以上存在泌尿问题，40岁以上的人群中，每8人就有1人有泌尿问题。

在日常生活中，如果你时不时想上厕所的话，就可能会出现如下情况。开车的时候特别在意堵车，坐电车或公交车的时候会中途下车找厕所，出席婚丧嫁娶或公司的会议时会非常在意结束的时间，和家人或朋友一起玩的时候也不太高兴。

泌尿问题会对生活产生越来越多的限制，降低生活质量。建议您了解一下引起泌尿问题的原因和治疗方法，然后改善自己的泌尿问题。

● 你有这些泌尿问题吗？

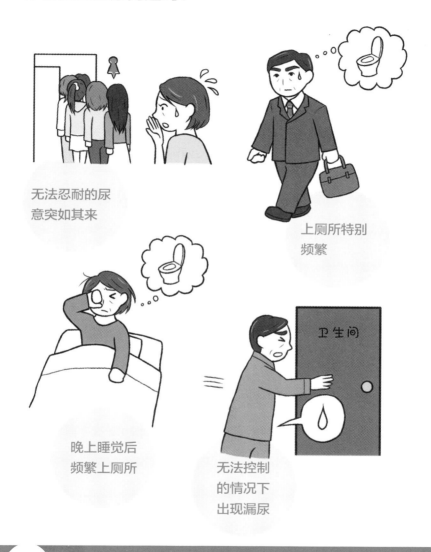

无法忍耐的尿
意突如其来

上厕所特别
频繁

晚上睡觉后
频繁上厕所

无法控制
的情况下
出现漏尿

要点 泌尿问题会降低生活质量

很多三四十岁的女性会
开始在意漏尿

开始在意漏尿的人大多数是有分娩经历的三四十岁的女性。分娩后的调查问卷显示，约60%的女性出现了漏尿的现象。

因为妊娠、分娩而导致的漏尿主要有两次。第一次是妊娠后期，临近分娩，胎儿的头部下移至子宫前方，压迫膀胱，容易引起尿频和漏尿；第二次是分娩后，分娩时，支撑骨盆及其内部的子宫、膀胱、尿道、直肠等器官的盆底肌纤维严重断裂后，就会引起漏尿。

如果分娩时盆底肌纤维出现了轻微的断裂，随着年龄的增加，膀胱脱垂（盆腔脏器脱垂），从而导致漏尿及尿频等泌尿系统疾病。所谓盆腔脏器脱垂即为，骨盆内部的器官下降移位，甚至从阴道脱垂至体外引起的各种各样的症状。

● 出现漏尿的阶段

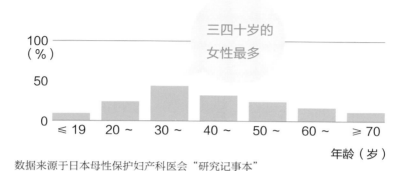

三四十岁的女性最多

100（%）
50
0

≤ 19　20 ～　30 ～　40 ～　50 ～　60 ～　≥ 70

年龄（岁）

数据来源于日本母性保护妇产科医会"研究记事本"

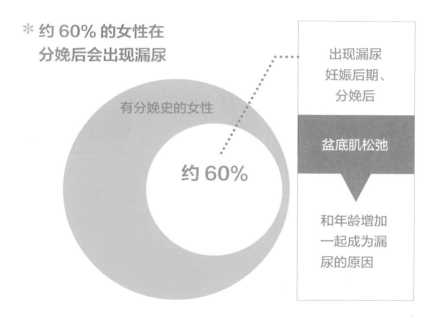

＊ 约 60% 的女性在分娩后会出现漏尿

有分娩史的女性

约 60%

出现漏尿
妊娠后期、
分娩后

盆底肌松弛

和年龄增加
一起成为漏
尿的原因

要点 很多女性在妊娠和分娩后会出现漏尿

随着年龄增加，盆底肌松弛会导致盆腔脏器脱垂，使症状更复杂

　　妊娠、分娩后出现的漏尿如果不是很严重，半年到一年就可以治愈。但是，如果症状比较严重的话，分娩后的很长时间都会被漏尿所困扰，因此需要充分的护理。

　　另外，因为妊娠和分娩引起的盆底肌松弛会随着年龄的增加，引起更加复杂的排尿或排便问题。

　　年龄越大，就越容易患盆腔脏器脱垂，由盆底肌支撑的骨盆内器官下降移位，甚至从阴道脱出体外。盆腔脏器脱垂的初期症状为，阴道周围及下腹部出现异样和压迫感，感觉到像是有乒乓球从阴道里出来一样。随着病情恶化，会出现排尿困难、尿失禁、尿不尽等泌尿问题，以及有便意却无法排便的排便困难，甚至阴道壁和子宫出血、持续疼痛。还有可能出现肾功能降低，无法排出废弃物质，患上肾衰竭。

● 盆腔脏器和盆底肌

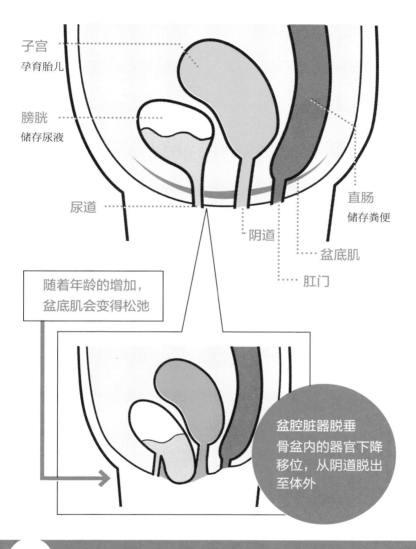

子宫
孕育胎儿

膀胱
储存尿液

尿道

阴道

直肠
储存粪便

盆底肌

肛门

随着年龄的增加，
盆底肌会变得松弛

盆腔脏器脱垂
骨盆内的器官下降
移位，从阴道脱出
至体外

要点 盆底肌松弛和年龄增加共同使症状更加复杂

从 40 多岁开始增加的男性泌尿问题会影响日常生活

男性的泌尿问题一般从40岁之后开始出现，且随着年龄的增加，问题越来越多。其中，最常出现的就是"频繁上厕所""尿势弱""尿不尽""尿不出来"等症状。有这些泌尿问题的四五十岁的男性，前列腺容易被细菌感染，血流不通畅，肿胀，患上前列腺炎。到60岁之后，前列腺容易变得肥大，患上前列腺肥大。因为男性的尿道会通过前列腺，所以前列腺肥大、肿胀不仅会压迫尿道，导致排尿困难，还会给膀胱造成负担。

夜间因为出现尿意，多次起床上厕所而导致睡眠不足，无法忍耐的尿意导致频繁去厕所，甚至影响性行为等。因此，能够选择的工作受到限制，还会排斥和人交往及外出。

而且，男性激素的减少还会导致男性出现更年期疾病（参见第78页）。

● 男性出现泌尿问题的发病率

（%）

随着年龄
不断增加

数据来源于排尿相关的流行病学研究

年龄（岁）

40 ~　50 ~　60 ~　70 ~　≥ 80

✳ 男性泌尿问题的
主要原因

频繁上厕所
尿势弱
尿不尽
尿不出来

膀胱
储存尿液

40~59 岁的男性
常因为前列腺炎
导致前列腺肿胀，
出现排尿困难

尿道

前列腺
分泌前列腺液

60 岁以上
男性常因为
前列腺肥大
压迫尿道

睾丸
产生精子

要点 男性泌尿问题的主要原因是前列腺肥大

尿急和尿频?! 最近备受关注的"膀胱过度活动症"有哪些症状

比起以前,与自我意识无关,膀胱自我收缩的疾病正在被越来越多的人注意。患这种疾病后,会出现以下症状。每天去厕所8次以上(白天尿频);睡着以后,会起来去厕所1次以上(夜间尿频),有突如其来的尿意且无法忍耐(尿急);有非常强烈的尿意且出现尿失禁的现象(急迫性尿失禁)等症状。

我们将伴随尿急的尿频和急迫性尿失禁称为膀胱过度活动症,目前已经有很多种治疗药物应用于临床。在40岁以上的人群中,每8人就有1人出现了这样的症状。患者会因为"年纪大了,没有办法""觉得排尿这种事非常不好意思"不去医院就诊。但是,对于大多数患膀胱过度活动症的人来说,只要进行简单的治疗,就可以改善病情。这样,患者就能重拾因为泌尿问题而放弃的生活。除了膀胱过度活动症外,如果你出现了排尿或排便的问题,请一定要去医院就诊。

● 膀胱过度活动症

不自主的膀胱收缩

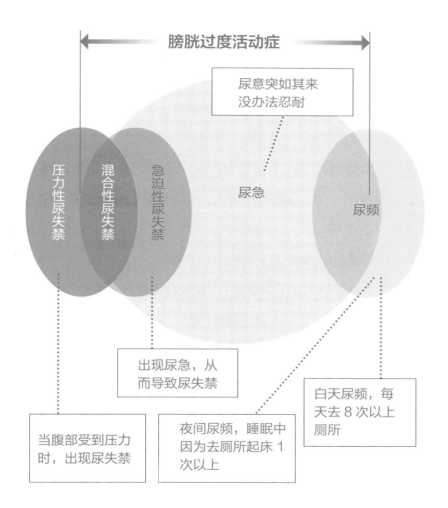

排尿量和排尿次数

每天正常的排尿量和排尿次数

每天，我们一定会做的一件事就是排尿，为了能够正确理解泌尿问题，我们需要知道正常的排尿是什么样的。

一个人每天的平均排尿量为1000~1500毫升，正常范围为500~2000毫升。若排尿量在2500毫升以上则为尿量过多，称为"多尿"。若排尿量在500毫升以下则为尿量过少，称为"少尿"，排尿量在100毫升以下则称为"无尿"。

每次的排尿量为200~400毫升。如果白天排尿5~8次，夜间排尿1次以上，昼夜合计10次以上的话，即"尿频"就会对日常生活和社会活动产生影响。

膀胱一般可以储存尿液300~500毫升。当膀胱储存的尿液超过150毫升时，就会产生轻微的尿意；当尿液超过250毫升时，就会感受到强烈的尿意。

与成年人相比，老年人的尿量会减少10%~15%，一般每天的排尿量700~1200毫升，每次的排尿量为100~150毫升。

● 正常的排尿量和排尿次数

● 每天的排尿量

平均排尿量 ▶ 1000~1500 毫升
正常范围 ▶ 500~2000 毫升

多尿 ▶ 2500 毫升以上
少尿 ▶ 500 毫升以下
无尿 ▶ 100 毫升以下

● 每次的排尿量

平均排尿量 ▶ 200~400 毫升

● 尿意和尿量

产生轻微的尿意 ▶ 150 毫升
产生强烈的尿意 ▶ 250 毫升

● 每天去厕所的次数

白天 ▶ 5~8 次
夜间 ▶ 1 次

白天和夜晚共计 ▶
白天和夜间合计
每天 10 次以上 尿频
对生活产生影响

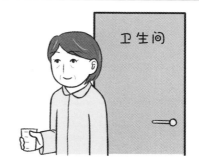

要点 了解每天正常的排尿量和排尿次数

尿液的颜色和气味

正常尿液的颜色和气味

正常尿液的颜色为淡黄色，且十分清澈。这种淡黄色来源于肝脏分泌的消化酶的色素。摄取大量的水分、咖啡或啤酒等有利尿作用的饮品后，尿液的颜色会接近透明无色。而运动、疲劳、吃肉或饮酒后，尿液的颜色就会变深，接近黄褐色。

吃了黄绿色的蔬菜、肝脏或鱼子酱等食物后，尿液的颜色就会变为接近绿色的黄色。大量出汗后，尿液会变为深黄色。

如果你的尿液呈混合脓液的乳白色、混合血液的红色或红褐色的话，则有可能患上了某种疾病，一定要去医院检查一下。

正常的尿液几乎没有什么气味，当然也会根据你摄入的食物产生一些气味。如果你的尿液有强烈的氨味，则有可能患了感染性疾病或膀胱炎；如果你的尿液有甜或者甜酸的味道，则有可能是患上了糖尿病。

吃了芦笋后，尿液会产生一种独特的气味，但是这并不代表你患了某种疾病。

● 正常尿液的颜色和气味

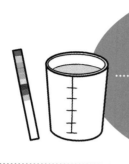

● 尿液的颜色 ●
淡黄色、透明

● 尿液的气味 ●
几乎没有任何气味

尿液颜色的变化

无色
摄入大量水分或有利尿作用的饮品等

黄褐色
运动、疲劳、吃肉、饮酒等

要注意

乳白色
泌尿系统感染、肾炎、膀胱炎等

红色至红褐色
尿路出血、肾炎、肾盂肾炎、肾结石等

尿液的气味

强烈的氨味

感染性疾病、膀胱炎等

甜味、酸甜味

糖尿病等

要点 了解正常尿液的颜色和气味

尿的基础知识③
排尿功能和产生的问题
排尿的机制

我们排尿的机制是什么呢?

膀胱储存了一定量的尿液之后,我们就会感觉到尿意,但是可以适当的忍受。另外,即便没有任何尿意,也可以提前排尿。这是因为大脑可以调节排尿、防止漏尿的发生。

想要存储尿液时,膀胱放松,尿道收缩,这个过程称为"储尿"。而想要排尿时,膀胱就会收缩,尿道放松,这个过程称为"排尿"。

膀胱周围的排尿肌肉和尿道周围的括约肌,通过收缩和放松来完成排尿过程。但是,如果这个功能出现问题的话,就会产生排尿方面的问题。大致有以下三种问题:储尿期症状,包括无法存储尿液的尿频、产生迫切排尿感的尿急、急迫性尿失禁等;排尿期症状,包括排尿困难、腹部不用力就无法排尿、排尿不顺畅等;排尿后症状,包括尿不尽感、排尿后会有少量尿液漏出等(※)。

※2002年国际尿控学会(International Continence Society,ICS)修订的男性下尿路症状,除了储尿期症状、排尿期症状、排尿后症状之外,还增加了以下四种症状:①性交时伴随的症状;②盆腔脏器脱垂时伴随的症状;③生殖器疼痛、下尿路疼痛;④生殖器、尿路疼痛综合征以及下尿路功能障碍时出现的症状。

● 排尿的机制

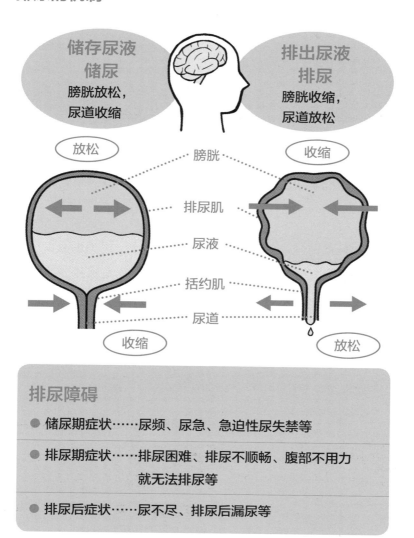

储存尿液
储尿
膀胱放松，
尿道收缩

排出尿液
排尿
膀胱收缩，
尿道放松

放松　　　　膀胱　　　　收缩

　　　　　　排尿肌

　　　　　　尿液

　　　　　　括约肌

收缩　　　　尿道　　　　放松

排尿障碍

- 储尿期症状……尿频、尿急、急迫性尿失禁等

- 排尿期症状……排尿困难、排尿不顺畅、腹部不用力
  就无法排尿等

- 排尿后症状……尿不尽、排尿后漏尿等

要点 了解排尿的机制和排尿障碍

四种尿失禁

漏尿 = 尿失禁？根据症状尿失禁可以分为四种类型

在泌尿问题中，尿失禁特别常见。那么，这究竟是一种怎样的症状呢？

如果你的排尿功能正常，不用特别在意，膀胱也能自然储存尿液，当你感受到尿意或者没有尿意时，也能自然排尿。而尿失禁则是在这些功能受到损伤的前提下，一种无意识漏尿的状态。同时，也对社会生活及卫生产生了负面影响。

根据症状不同，尿失禁可以分为四种类型。因为腹部突然受到压力而漏尿的"压力性尿失禁"；突然想去上厕所，但是来不及的时候出现漏尿的"急迫性尿失禁"；虽然排尿困难，但是储存在膀胱的尿液不断少量漏出的"溢出性尿失禁"；除了排尿功能以外的身体功能出现问题，赶不及上厕所时发生漏尿的"功能性尿失禁"。

这四种尿失禁，多发的年龄层和男女比例各不相同。

● 什么是尿失禁

尿液不自主地流出

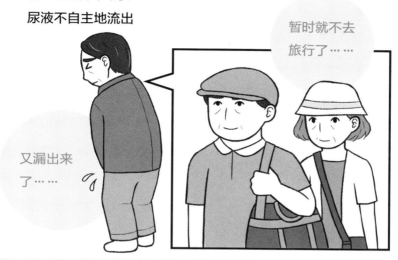

暂时就不去
旅行了……

又漏出来
了……

● 四种主要的尿失禁

1 ▶ 压力性尿失禁
腹部突然受到挤压时，出现的漏尿

2 ▶ 急迫性尿失禁
突然想去厕所，但是赶不及的时候
出现的漏尿

3 ▶ 溢出性尿失禁
储存在膀胱的尿液，不断少量漏出

4 ▶ 功能性尿失禁
除了排尿功能以外的身体功能出现问题，
因为无法及时如厕而发生的漏尿

要点 了解漏尿 = 尿失禁的症状和种类

夜间尿频

泌尿问题中最常见的夜间尿频，对生活有很大影响

我们来看下一个应该关注的泌尿问题。

夜间尿频即为就寝后去厕所1次以上。在所有泌尿系统疾病中，出现频率最高，会导致睡眠不足，因此会对生活造成影响。

造成尿频的原因有三点：尿量增加、膀胱容量减少及失眠。

尿量增加会导致夜间如厕次数增多。水分摄入过多，以及糖尿病、高血压、肾功能障碍、睡眠呼吸暂停综合征等疾病会导致尿量增加。

膀胱容量减少指就连少量的尿液膀胱都无法存储的症状。膀胱过度活动症和膀胱炎等疾病会导致膀胱过敏，脑卒中和帕金森症等脑部和脊髓疾病会影响膀胱功能的调节，前列腺肥大引起的泌尿问题，以及膀胱老化等原因都会导致膀胱容量减少。

失眠症患者睡眠很浅，一旦想要去厕所就会起床。

如果你因为某种原因导致夜间尿频，那么一定要先治疗你的原发疾病。

● 夜间尿频

夜间睡眠去厕所 1 次以上

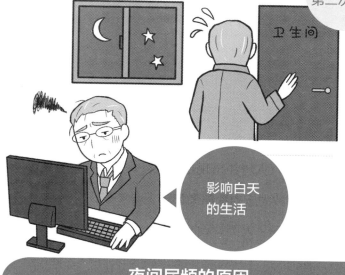

今天晚上是第二次了！

卫生间

影响白天的生活

夜间尿频的原因

尿量增加
多尿

就算尿量较少也无法存储
膀胱容量减少

因为睡不着而去卫生间
失眠

要点 在 40 岁以上的人群中，约有 4500 万人有夜间尿频

压力性尿失禁

在 40 岁以上的女性中，每 3 人就有 1 人有压力性尿失禁

去医院治疗压力性尿失禁的几乎全部为女性。40岁以上的女性中，每3人就有1人曾经出现过压力性尿失禁，且在女性尿失禁患者中，约有半数为压力性尿失禁。

咳嗽、打喷嚏、大笑、跑步、打网球或高尔夫等运动、提重物、上坡上楼梯时，即做强烈压迫腹部的动作时，会出现漏尿的情况。这是由骨盆内支撑膀胱、尿道和子宫的盆底肌松弛造成的。妊娠、分娩、肥胖会导致肌肉纤维断裂、松弛。进入更年期后，雌性激素分泌减少，因此肌肉也会松弛。

另外，压力性尿失禁患者中，约有30%的人会突然出现强烈的尿意，即压力性尿失禁与急迫性尿失禁并发，因此必须要进行治疗。

● 压力性尿失禁

当做强烈压迫腹部的动作时，会出现漏尿的现象

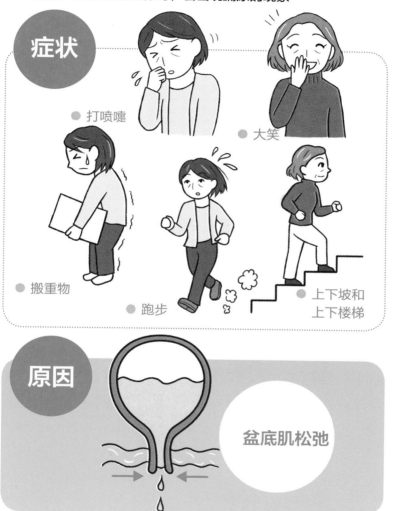

症状

● 打喷嚏

● 大笑

● 搬重物

● 跑步

● 上下坡和上下楼梯

原因

盆底肌松弛

要点 40 岁以上的女性中，每 3 人就有 1 人有压力性尿失禁

急迫性尿失禁

急迫性尿失禁指无法控制排尿欲望的症状

患急迫性尿失禁后，会突然出现无法控制的尿意，且因为无法忍耐而出现漏尿的症状。在女性尿失禁患者中，患病数仅次于压力性尿失禁，同样也是膀胱过度活动症的症状之一。

急迫性尿失禁漏出的尿量多于压力性尿失禁，有时还会漏出大量的尿液。有尿意之后，就会马上漏出大量尿液，因此只要膀胱积存了少量的尿液，就会想要去厕所。外出或者乘坐交通工具时，如果出现这种状况，就会非常尴尬。

目前已知的引起急迫性尿失禁的原因是，膀胱和尿道等泌尿器官的炎症引起的感觉神经过敏。但是，大部分患者的状况为大脑禁止膀胱发挥作用引起的尿失禁，其原因尚不清楚。

不管是什么原因，都与自我意识无关，膀胱会不自主的收缩出现尿失禁的状况。

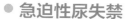

急迫性尿失禁

有急切的尿意，且无法忍受，因此出现漏尿的状况

着急去卫生间，如果时间来不及……

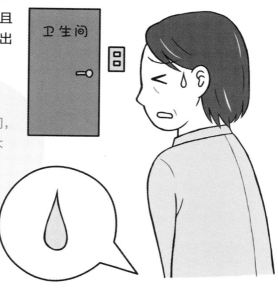

急迫性尿失禁的原因?

大多数患者病因不明

膀胱、尿道等泌尿器官的炎症引起感觉神经过敏

大脑、脊髓等神经回路的损伤引起的神经疾病

要点 在所有女性尿失禁患者中，约 20% 为急迫性尿失禁

尿闭症

前列腺肥大和糖尿病会引起
无法排尿的尿闭症

有尿意后想要排尿时，却必须花费很长时间才能排尿，腹部不用力就无法排尿，都属于排尿困难。持续排尿困难后，即便排尿过后，尿液也会残留在膀胱内，也就是残余尿。残余尿不断增加，慢慢变得无法排尿，即患上了尿闭症。

前列腺肥大引起的尿闭症，虽然可以感受到尿意，但却无法将尿液排出。特别是饮酒后，会突然出现这样的症状，这种情况称为急性尿闭症，有可能需要救护车紧急送医。

糖尿病引起的尿闭症，会导致神经轻微麻痹，因此也称为慢性尿闭症，这种情况会无法感受到尿意，患者因为担心会每隔10~30分钟去一次厕所，最终总是发生尿失禁的状况，只能经常使用纸尿裤。

除此之外，脑梗死和脊髓的疾病，有些胃肠药、感冒药、镇痛药的不良反应也会引起尿闭症。如果持续出现尿闭的症状，不仅膀胱，肾脏也会积存尿液，进而引起炎症出现发热的症状。

● 尿闭症

膀胱储存大量的尿液，有尿意却无法排尿的状态

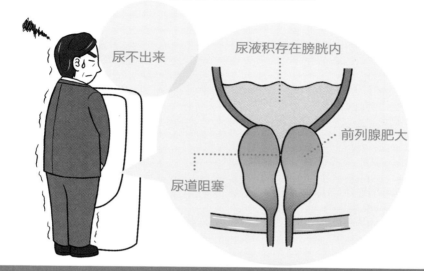

尿不出来

尿液积存在膀胱内

前列腺肥大

尿道阻塞

尿闭症的原因和症状

前列腺肥大→虽然能感受到尿意，但是无法排尿

饮酒后→急性尿闭症

糖尿病→神经轻微麻痹，

无法感受到尿意→慢性尿闭症

其他原因

大脑和脊髓等神经回路的损伤

胃肠药、感冒药、

镇痛药等的不良反应

要点 60 岁前后的男性前列腺肥大患者一定要重视

引起女性盆底肌松弛及男性前列腺肥大的原因

　　不管是女性还是男性，容易出现漏尿、尿频等泌尿问题的一般都是进入更年期45~50岁前后的阶段。主要原因就是，女性盆底肌松弛和男性前列腺肥大。

　　尿液由肾脏产生，经过输尿管输送至膀胱，并存储在膀胱内，这些器官的结构男女没有差异。尿液储存到一定量后，通过尿道排出体外，尿道的长度和尿道周围组织却存在男女差异。

　　女性的尿道长度一般为3~4厘米，比男性短，尿道的开闭由盆底肌直接控制。因此，如果女性盆底肌出现松弛的话，则很容易出现漏尿的状况。

　　男性的尿道较长，一般为15~20厘米，虽然骨盆基底也有肌肉，但是比女性力量更大，不会快速松弛。盘绕在尿道周围的前列腺对尿道的开闭影响更大，所以前列腺肥大会导致尿道变窄、排尿困难，且尿液残留在长长的尿道里，排尿后就会出现漏尿的状况。

● 引起泌尿问题的主要原因
女性的盆底肌松弛
男性的前列腺肥大

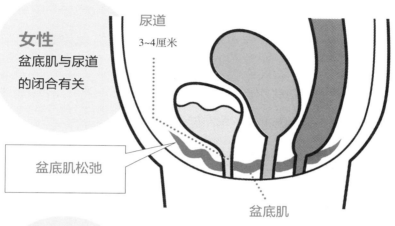

女性
盆底肌与尿道
的闭合有关

尿道
3~4厘米

盆底肌松弛

盆底肌

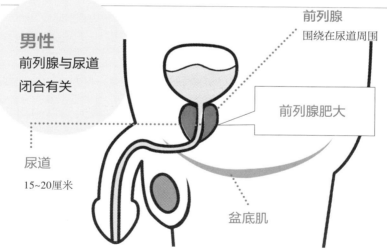

男性
前列腺与尿道
闭合有关

前列腺
围绕在尿道周围

前列腺肥大

尿道
15~20厘米

盆底肌

> **要点** 女性更容易出现漏尿，而男性更容易出现排尿困难的状况

为什么不论男女到了更年期之后会更容易出现泌尿问题

不论男性还是女性，大多数人都是到了更年期之后开始出现泌尿问题，这是因为进入更年期后，性激素分泌减少。

我们的身体内部有调节维持身体健康功能的系统，其中之一就是分泌适量的化学物质——激素。女性的雌激素除了影响皮肤、毛发之外，还会对尿道和盆底肌的张弛和弹力产生影响。然而，女性进入以50岁为中心的10年（45~55岁）更年期后，雌激素分泌就会慢慢减少，因此容易出现漏尿和尿频等泌尿问题。

男性的雄激素影响肌肉和骨骼的形成，当男性进入40~60岁这个阶段时，雄激素分泌就会慢慢减少。因此，在射精或排尿时收缩的前列腺就会异常增大，引起前列腺肥大。随后，出现夜间尿频、尿不尽、排尿困难等泌尿问题。

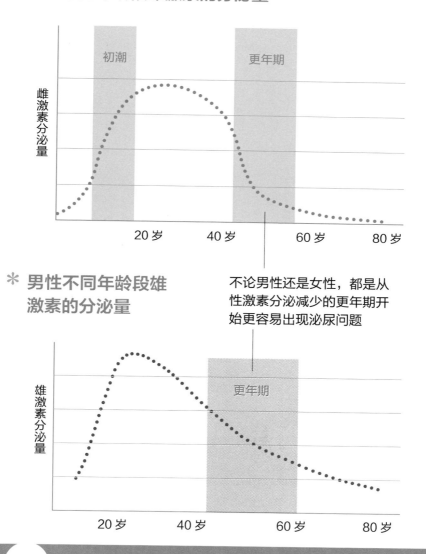

● **女性不同年龄段雌激素的分泌量**

初潮

更年期

雌激素分泌量

20岁　40岁　60岁　80岁

＊ **男性不同年龄段雄激素的分泌量**

不论男性还是女性，都是从性激素分泌减少的更年期开始更容易出现泌尿问题

雄激素分泌量

更年期

20岁　40岁　60岁　80岁

要点 **不论男女，进入更年期后，都可能会有泌尿问题**

你知道性激素的种类吗

　　我们的身体大概会分泌约100种激素，正是因为这样，每个器官才能正常运行。但是，随着年龄的增加，激素分泌减少，身体随之会发生各种各样的变化。能够带来最具代表性变化的就是，睾丸、卵巢、肾上腺皮质分泌的维持生殖功能必不可缺的性激素。

　　维持女性特有形态及内分泌的雌性激素有雌激素和黄体酮两种，使男性发育成为特有形态和思考方式的雄性激素有睾酮、雄烯二酮、硫酸脱氢表雄酮三种。

　　"男性只有雄性激素，女性只有雌性激素"这种想法是错误的，因为不论哪种激素对身体来说都是必不可少的，因此，不论男女都会分泌雌性激素和雄性激素。

　　另外，男性和女性都会分泌脱氢表雄酮（DHEA），会通过DHEA的分泌来调节因为年龄的增加而减少分泌的雌性激素和雄性激素。

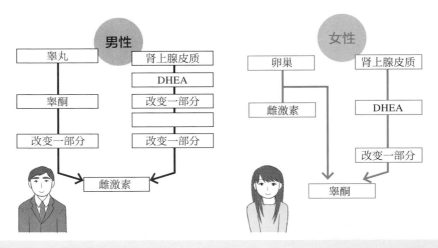

第 **2** 章

泌尿系统的组成和
主要的疾病

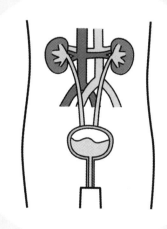

负责排尿的泌尿系统包括肾脏、输尿管、膀胱和尿道

为了理解泌尿问题相关的疾病，我们先来了解一下负责排尿的泌尿系统的组成。肾脏、输尿管、膀胱、尿道统称为泌尿系统。其中肾脏和输尿管称为上尿路，膀胱和尿道称为下尿路，统称尿路。

肾脏产生尿液，从肾脏排出的尿液，经输尿管运输至膀胱，膀胱会储存一定量的尿液，尿液储存到一定量之后，就会通过尿道，排出体外。

肾脏位于后背中部的骨盆上方，左右各一个。每个肾脏的大小和拳头差不多，重约150克。肾脏由两部分组成，产生尿液的肾实质和储存肾实质产生的尿液的肾盂。肾实质产生的尿液储存在肾盂里，且经输尿管排出。

将尿液运输至膀胱的输尿管从左肾和右肾内延伸出来，是长约25厘米、直径4~7毫米的肌肉管道。膀胱位于下腹部中央，是一种与将尿液排出体外的尿道相连的袋状器官，与男性的直肠相邻，与女性的子宫及阴道相邻。

● 泌尿系统的组成

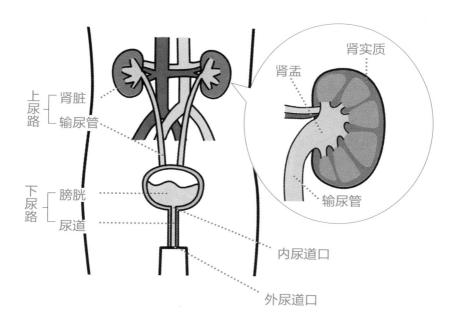

上尿路 — 肾脏 / 输尿管

下尿路 — 膀胱 / 尿道

肾盂

肾实质

输尿管

内尿道口

外尿道口

　　尿道是将储存在膀胱内的尿液排出体外的管道。膀胱内尿道口与外尿道口之间的长度为：男性前列腺到阴茎内部再到龟头之间的长度，一般为15~20厘米，女性为3~4厘米。

出现泌尿问题时，男性可去泌尿科、女性可去妇科或泌尿科就诊

当出现泌尿问题时，女性可以前往医院的妇科，男性可以前往泌尿科就诊。

男性的生殖系统包括睾丸、附睾、精囊、前列腺、尿道球腺、阴茎、阴囊等。在这其中，输送尿液和精液的阴茎及尿道既是泌尿器官也是生殖器官，关系非常密切，因此泌尿科会一起治疗这两个系统的疾病。泌尿系统和生殖系统关系密切，疾病的症状和范围重合较多，因为不管是生殖系统还是泌尿系统，都会受到雄性激素的影响。

对于女性来说，妇科可以治疗除了妊娠以外的女性性病、更年期障碍等疾病，只不过，因为生殖系统和泌尿系统关系密切，最近很多人会去泌尿科诊疗女性生殖系统疾病，当然妇科也可以治疗女性生殖系统疾病。另外，也有一起治疗的情况，与以前相比妇科与泌尿科的界限没有那么明显了。

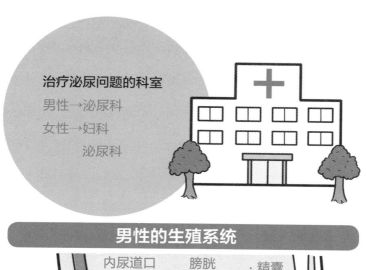

治疗泌尿问题的科室

男性→泌尿科

女性→妇科

泌尿科

男性的生殖系统

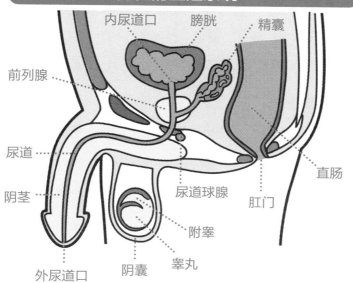

内尿道口　膀胱　精囊

前列腺

尿道

阴茎

外尿道口　阴囊　睾丸

尿道球腺　肛门　直肠

附睾

要点 男性的泌尿系统和生殖系统疾病会相互影响

膀胱炎

每5名女性就有1名得过急性膀胱炎

　　大肠杆菌等细菌从输尿管进入膀胱，并且不断繁殖，使黏膜出现炎症的疾病即为膀胱炎。大致分为急性膀胱炎和慢性膀胱炎两种。主要的症状为下腹异样、疼痛、尿频、排尿时有痛感、尿急、有残尿感、尿失禁、尿血等。

　　长时间憋尿、性行为、过度劳累、压力大、更年期等原因导致身体的抵抗力下降时，就会患膀胱炎。每5名女性中就有1名患过急性膀胱炎。因为女性比男性尿道短，肛门和阴道更接近，因此非常容易被细菌入侵。

　　慢性膀胱炎可能由其他的疾病引起，也有的患者找不到任何病因。

　　治疗时，一般会使用抗菌药物或抗生物质。但是，如果膀胱炎反复发作、长时间持续使用抗生素，膀胱内的真菌就会不断繁殖，无法治愈。另外，如果患有能够引发慢性膀胱炎的疾病，就会延长患病时间。

膀胱炎
大肠杆菌等细菌在膀胱内繁殖

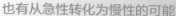

也有从急性转化为慢性的可能

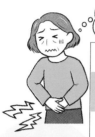

每5名女性中就有1名患有急性膀胱炎

急性膀胱炎	慢性膀胱炎
症状明显	时间长 反复发作
下腹异样、疼痛、尿频、排尿时疼痛、尿急、残尿感、尿失禁、尿血等	长期使用药物可引起慢性膀胱炎

使用抗菌药物或抗生物质

延长治疗时间

原因
（细菌、病因不明）
（非细菌性
慢性膀胱炎）

由其他疾病引起
（慢性复杂性膀胱炎）
前列腺肥大、糖尿病、膀胱结石、尿路结石
等

进行详细的检查和细致的治疗

优先治疗引起膀胱炎的疾病

要点 长时间使用抗生物质可能会诱发膀胱炎

肾盂肾炎

细菌从膀胱逆行进入肾脏诱发的炎症为肾盂肾炎

位于肾脏内的肾盂被细菌入侵，引起的炎症称为肾盂肾炎。最常见的是大肠杆菌等从尿道口入侵，从膀胱逆行进入肾脏，从而诱发疾病。

患急性肾盂肾炎后，会感觉到寒冷、发抖，出现38度以上的高烧，反胃呕吐，全身无力，腰、侧腹及后背疼痛。和膀胱炎一样，还会出现尿频、残尿感、排尿疼痛等症状。而很多患慢性肾盂肾炎的患者，晚上会出现和急性肾盂肾炎相同的高烧症状。

作出诊断时，需要找出导致尿液存储在膀胱无法排出的原因。一般来说，可能是因为肾结石、肾盂癌或输尿管癌等。

治疗肾盂肾炎时，如果病情较轻，连续服用7~10天抗生物质，补充充足的水分，以及在家静养即可。很多人还会去医院静脉滴注抗生物质和补充水分。当体温降下来，检查身体没什么大碍时，方可出院。

● 肾盂肾炎

大肠杆菌等从膀胱逆行进入肾脏

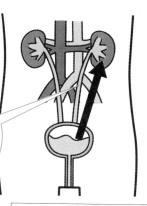

急性肾盂肾炎	慢性肾盂肾炎
症状明显	病情发展缓慢且反复发作
发冷、颤抖、高烧、反胃、呕吐、倦怠感、腰痛、侧腹疼痛、后背疼痛、尿频、残尿感、排尿时疼痛等	和急性肾盂肾炎类似，恶化之后，尿量增加、血压上升、眩晕、头痛等

治疗

病情较轻

连续服用抗生物质 7~10 天，补充充足的水分，在家静养

治疗

必须住院的人

住院 3~14 天，静脉滴注抗生物质，补充水分，退烧后即可出院

复发或男性患者

由其他疾病引起

尿路结石、尿路肿瘤、尿路畸形等

首先治疗引起肾盂肾炎的疾病

要点 和膀胱炎一样，女性患者较多

急性尿道炎

男性常见的急性尿道炎常在性行为中感染

急性尿道炎主要是在性行为中细菌侵入尿道引起的，男性患者较多。对于女性来说，漏尿时如果使用卫生巾，也可能会被感染。最常见的是由衣原体感染引起的衣原体尿道炎，其次就是淋球菌引起的淋菌性尿道炎。

衣原体尿道炎从感染到病发的潜伏期一般为1~3周，尿道有轻微的痛感，也可能感觉不到。尿道口的分泌物呈黏液性，量少。治疗时，需要服用1~2周的药物，入院检查3~4次。

淋菌性尿道炎感染后1周内就会发病，尿道口红肿、流脓、有疼痛感。很多时候，光吃药治疗效果并不好，必须进行注射治疗。在1~2周内需要入院治疗2~3次。

急性尿道炎
进行性行为后，细菌从尿道入侵诱发的细菌感染症

衣原体尿道炎
从感染到病发经过 1~3 周

治疗
连续服用 1~2 周抗生物质

淋菌性尿道炎
感染后 1 周内发病

治疗
注射抗生物质

除了衣原体、淋球菌之外，诱发尿道炎的病原体还有

◆ 支原体（尿素支原体）

症状 ▶ 轻微疼痛或感觉不到疼痛（和衣原体感染类似）

治疗 ▶ 口服 1~2 周抗生物质

◆ 阴道毛滴虫

症状 ▶ 尿道疼痛、瘙痒、流脓

治疗 ▶ 口服 10 天抗生物质

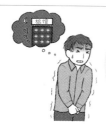

不仅是经阴道，也会经手、嘴、肛门感染！

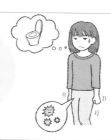

要点 有可能会和亲近的人相互传染，一定要注意！

尿路结石

每10人中就有1人会得伴随剧烈疼痛的尿路结石

肾脏产生的结石堵塞输尿管、阻断尿液流通的疾病称为尿路结石。在日本，每10人中就有1人会患这种疾病。

尿液中所含的钾离子等元素固化为体积较大的石块，堵塞尿路，会出现尿频、残尿感、恶心、呕吐、腰痛、肾区剧痛、腹痛、尿血等症状。

尿路结石的主要原因是，长期食用富含草酸（结晶的主要成分）（※）、糖类、盐分、脂肪的食物，每天摄入水分不足（60千克的成年人每天需要3升水）。另外，患有前列腺肥大、排尿困难、尿路感染等疾病的人也非常容易出现尿路结石。

尿路结石分为上尿路结石（肾盏、肾盂、输尿管结石）和下尿路结石（膀胱、尿道结石），95%以上的是上尿路结石。

约70%的患者会自然治愈，其他约30%患者的肾结石聚积在肾脏内部，无法排出，需要进行结石破碎和结石取出手术。

※约80%的结石是由食物中的草酸钙构成的。

尿路结石

肾脏内形成的结石堵塞输尿管，阻塞尿液流动

约70%的患者会自然治愈

约30%的患者需要治疗
结石破碎手术和结石取出手术等

可能出现结石的部位和种类

上尿路 约95%

肾盏结石

肾脏

输尿管结石

肾盂结石

下尿路 约5%

膀胱结石

输尿管

膀胱

尿道结石

尿道

富含草酸的食物

尿液的草酸含量增加后，就会和尿液中的钙离子结合生成结石

◆ 肥肉、肉皮、鱼、蛋类等动物蛋白质

◆ 菠菜、竹笋、红薯、生菜、花椰菜、茄子等

◆ 巧克力、花生、不熟的香蕉等

◆ 咖啡、红茶、绿茶、乌龙茶、可可等

富含草酸食物的搭配禁忌

● 菠菜和沙丁鱼干

● 可可和牛奶

● 香蕉和酸奶等

要点 避免结石的诀窍为多补充水分及正确的食物搭配

约 70% 肾功能丧失会让身体严重失调

由高血压、糖尿病等引起的肾功能不全会导致肾脏失去原有的功能，无法正常产生尿液。分为突然恶化的急性肾功能不全和缓慢恶化的慢性肾功能不全。

如果你的尿液中含有泡泡状的黄色蛋白质，混合血液，或者出现夜间尿量增多的现象，那么就很有可能是患了肾功能不全。如果病情持续恶化，尿量会减少。

肾脏丧失功能后，身体就会出现各种各样的症状。无法排出体内的废弃物质，出现头痛和恶心等症状（尿毒症）。无法生成充足的红细胞，因此会出现贫血的症状。无法调节血液中盐分和水分的排出，导致血压上升。无法调节维持身体运转的大量体液，导致身体水肿。身体无法很好地吸收钙离子，出现骨质疏松的现象。

需要根据你的疾病，改善生活，进行食物疗法、药物治疗、血液洁净法（血液透析、腹膜透析）。肾功能不全进入末期后，可以考虑血液透析或肾移植。

● 肾脏的功能和肾功能不全

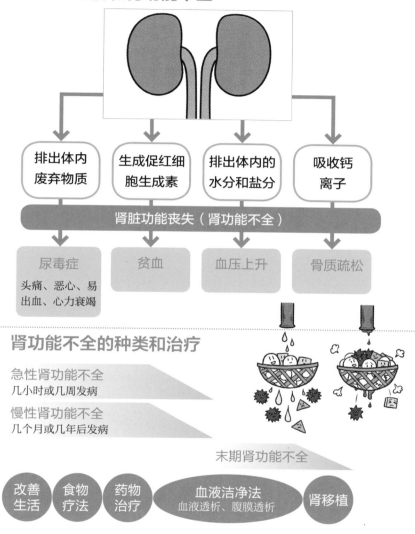

排出体内废弃物质 | 生成促红细胞生成素 | 排出体内的水分和盐分 | 吸收钙离子

肾脏功能丧失（肾功能不全）

尿毒症
头痛、恶心、易出血、心力衰竭

贫血 | 血压上升 | 骨质疏松

肾功能不全的种类和治疗

急性肾功能不全
几小时或几周发病

慢性肾功能不全
几个月或几年后发病

末期肾功能不全

改善生活 | 食物疗法 | 药物治疗 | 血液洁净法 血液透析、腹膜透析 | 肾移植

要点 每8人就有1人患有慢性肾功能不全

输尿管和膀胱的癌症
一般不止一处

尿路（肾盂、输尿管、膀胱）上皮出现恶性肿瘤的概率，男性约为女性的3倍，约90%患者为50岁以上。因为癌症而死亡的人中，尿路上皮恶行肿瘤男性占3%，女性占2%（2010年）。

连接肾脏内收集尿液的肾盂、输尿管、膀胱、尿道的一部分，这些尿路内侧部位的黏膜称为尿路上皮。只要其中一个器官出现癌细胞，相互连接的其他器官也会发现大量癌细胞（※）。

上厕所时，尿液中混合的血液肉眼可见。另外，排尿时会出现痛感、尿频、下腹疼痛、有违和感。诱发这种疾病的原因有吸烟、曾经长期大量服用头痛药等药物及使用抗癌药物。

如果癌细胞还未转移到其他器官的话，可以进行摘除全部肾尿管、切除部分膀胱等手术。如果已经发生转移，则可以使用化学疗法和放射疗法。

※肾脏的癌症，有80%是肾细胞癌合并尿路上皮（肾盂、输尿管、膀胱）的癌症。

● 尿路上皮癌

肾盂、输尿管、膀胱出现的恶性肿瘤

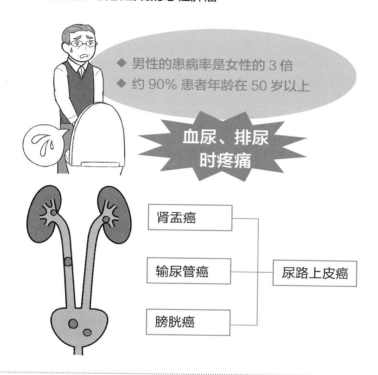

◆ 男性的患病率是女性的 3 倍
◆ 约 90% 患者年龄在 50 岁以上

血尿、排尿时疼痛

肾盂癌
输尿管癌 —— 尿路上皮癌
膀胱癌

尿路上皮癌的症状和治疗

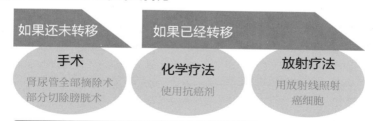

如果还未转移	如果已经转移	
手术	**化学疗法**	**放射疗法**
肾尿管全部摘除术部分切除膀胱术	使用抗癌剂	用放射线照射癌细胞

要点 很多人因为血尿在癌症早期就发现了

老年性阴道炎

雌性激素减少导致的老年性阴道炎表现为阴道细菌感染及血流不通

在45~55岁迎来闭经的女性中，约一半会患老年性阴道炎。但是明确表示自己有这种疾病症状的只有20%左右。阴道是连接子宫、卵巢、输卵管和外阴的管道，长度一般为7~8厘米。雌激素会让阴道壁内测保持湿润，并有一定的厚度与清洁。

但是，闭经后雌激素分泌减少，阴道内部失去水分和柔软性，变得十分干燥，阴道壁萎缩，容易发生细菌感染，血液流通困难。阴道有疼痛和瘙痒的感觉，白带异常，也会出现堵塞外阴的情况。

因为体内缺少雌激素，所以最理想的办法就是补充雌激素，但是也会因为不良反应而没办法使用这种方法。这时，就可以在阴道内插入抗生素来治疗细菌性阴道炎，插入抗真菌药物来治疗真菌性阴道炎。另外，有的国家会用激光治疗来改善病症。

● 老年性阴道炎

因为雌性激素分泌减少，阴道容易发生感染

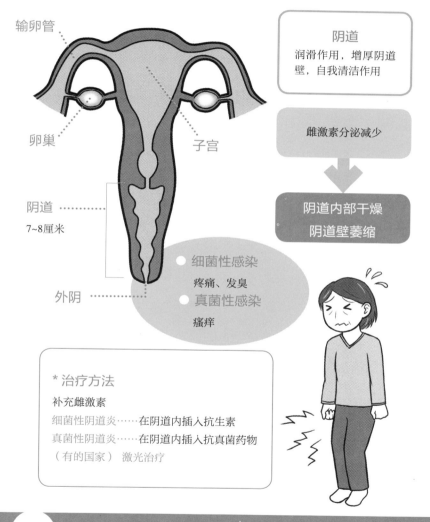

输卵管

卵巢

子宫

阴道

7~8厘米

外阴

阴道
润滑作用，增厚阴道壁，自我清洁作用

雌激素分泌减少

阴道内部干燥
阴道壁萎缩

● 细菌性感染
疼痛、发臭
● 真菌性感染
瘙痒

* 治疗方法

补充雌激素

细菌性阴道炎……在阴道内插入抗生素
真菌性阴道炎……在阴道内插入抗真菌药物
（有的国家）激光治疗

要点 **不要觉得害羞，如果感到不适要去医院就诊**

女性更年期综合征

进入 45~55 岁出现更年期综合征后，不仅要服药，运动也很重要

日本人的平均闭经年龄为50岁，45~55岁的时期称为更年期。当快要闭经时，卵巢的功能就会降低，雌激素分泌急剧减少。

卵巢能完全发挥作用的时候，大脑会给卵巢发出分泌雌激素的信号，卵巢也会接收信号。但是，进入更年期后，卵巢的功能减退，雌激素分泌减少，因此无法很好地接收大脑发出的信号。这会引起一些更年期的症状，如面色发红、上火、冒汗、眩晕、心悸、麻木、肩膀酸痛、失眠、抑郁、老年性阴道炎、腰痛、骨折（骨质疏松）等。

治疗时，可以服用自主神经调节药、雌激素补充剂、中药、抗焦虑药、抗抑郁药和治疗骨质疏松的药物等。最近的研究显示，每天运动（如快走）30分钟可以有效改善这些症状。

● 女性更年期综合征

闭经会导致女性的雌激素分泌减少

进入更年期后

每天运动30分钟可以有效改善症状

多分泌点雌激素

大脑发出的指令

卵巢没有应答

即便你发出指令了我也办不到……

* 女性更年期综合征的症状和治疗方法

● 面色发红、上火、冒汗、眩晕、心悸、麻木、肩膀酸痛

自主神经调节药物、激素补充疗法、中药

● 失眠、抑郁

抗焦虑药、抗抑郁药、心理咨询

● 老年性阴道炎

雌激素补充剂等

● 腰痛、骨折（骨质疏松）

治疗骨质疏松的药物

要点 有治疗每种症状的药物所以不要忍耐，建议去门诊看看

前列腺炎

很多 40~59 岁的男性前列腺会因细菌感染及血流不畅引起炎症

前列腺发生细菌感染，血液不通畅，总想去厕所，尿不出来的疾病称为前列腺炎。很多情况下，急性前列腺炎是因为大肠杆菌进入尿道而引起的感染症。而慢性前列腺炎则有细菌感染和非细菌感染两种类型。长时间坐着工作或乘坐交通工具，压迫前列腺，导致血流不畅，以及疲劳、压力、饮酒等导致身体免疫力下降，也会诱发前列腺炎。

患急性前列腺炎后，会出现38度以上的高烧、前列腺肿胀、排尿时有痛感以及尿频、尿闭等症状。需要口服或静脉滴注抗菌药物，甚至入院治疗。

患慢性前列腺炎后，除了会出现和急性前列腺炎同样的症状外，下腹部及阴茎、肛门周围会有轻微的疼痛和不适，精液里也可能会出现血液。治疗时，可以按摩前列腺、使用抗菌药物及中药疗法。另外，还要治疗前列腺肥大及运动治疗。

● 前列腺炎

前列腺被细菌感染及血流不畅引起的排尿困难

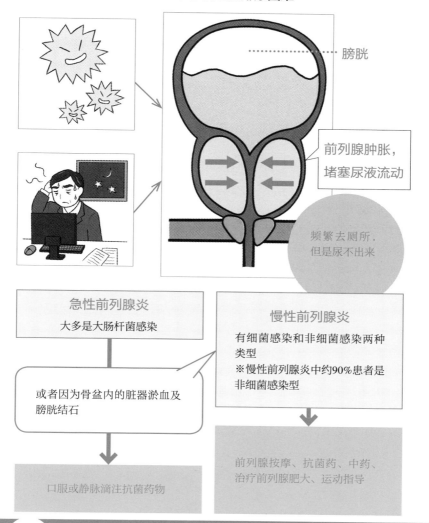

膀胱

前列腺肿胀，
堵塞尿液流动

频繁去厕所，
但是尿不出来

急性前列腺炎

大多是大肠杆菌感染

或者因为骨盆内的脏器淤血及膀胱结石

口服或静脉滴注抗菌药物

慢性前列腺炎

有细菌感染和非细菌感染两种类型
※慢性前列腺炎中约90%患者是非细菌感染型

前列腺按摩、抗菌药、中药、治疗前列腺肥大、运动指导

要点 过度劳累和压力大也会诱发前列腺炎

前列腺肥大

前列腺肥大是诱发男性泌尿问题最大的原因

　　前列腺是男性特有的器官，可以产生一部分精液。大小和胡桃的核差不多，但是却会变得有几十克，甚至几百克那么大，也就是前列腺肥大。常见于60岁以上的男性，是诱发多种泌尿问题的"元凶"。例如，频繁去厕所的尿频，晚上去几次厕所的夜间尿频，没办法马上尿出来的排尿延迟症，排尿完毕后依然有残留尿液感觉的残尿感，没办法顺畅地排尿只能断断续续的排尿困难等症状。

　　虽然前列腺肥大的具体原因至今尚不清楚，但是随着年龄增加男性分泌的雄性激素减少，以及肥胖、吸烟、饮酒、遗传等原因都有可能会诱发前列腺肥大。另外，运动不足导致的前列腺血液流通不畅也是原因之一。

　　如果出现了血尿、尿路感染、尿闭、膀胱结石等并发症的话，就需要进行手术。除此之外，先要进行药物治疗，根据症状进行保守治疗。

● 前列腺肥大

前列腺变大，导致排尿困难

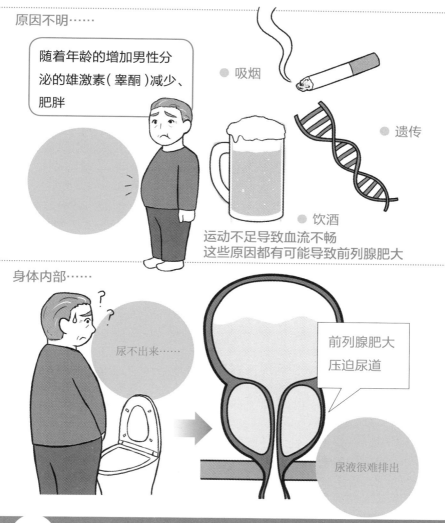

原因不明……

随着年龄的增加男性分泌的雄激素（睾酮）减少、肥胖

● 吸烟

● 遗传

● 饮酒

运动不足导致血流不畅

这些原因都有可能导致前列腺肥大

身体内部……

尿不出来……

前列腺肥大压迫尿道

尿液很难排出

要点 60岁以上的男性中，每2人就有1人患前列腺肥大

前列腺癌

男性的癌症中，前列腺癌的死亡率位居第 1 位

据推测，日本前列腺癌患者的数量约18万，是致使男性死亡的癌症中最多的一种。

前列腺癌和前列腺肥大发病的部位和性质完全不同。前列腺肥大多发于前列腺内测的内腺，而前列腺癌多发于前列腺外侧的外腺。这是因为外腺细胞容易受到雄激素的刺激。

前列腺癌主要的治疗手段为，通过手术摘除前列腺，降低体内雄激素。过去，手术时会从腹部开口，摘除整个前列腺，即前列腺全部摘除手术；而现在则会在腹部开一个小口，将器具深入体内进行机器人操作，即机器人辅助手术，这种手术在日本非常成熟。

抑制雄激素的药物有每月在腹部注射一次和半年注射一次等类型。另外，最近的研究表明，运动可以延缓病情恶化，因此，治疗时需要听从医生给出的生活指导。

● 前列腺癌

前列腺外腺容易出现的恶性肿瘤

前列腺肥大和前列腺癌的不同处

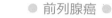

● 前列腺肥大 ●　　● 前列腺癌 ●

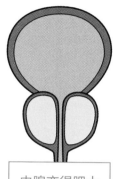
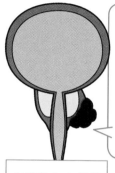

初期……**几乎没有任何症状**

肿瘤慢慢变大后……

尿频、残尿感、尿失禁、尿闭等泌尿问题

内腺变得肥大

主要发生在外腺

＊治疗方法

根据癌症的发展阶段、严重程度、患者的年龄、是否存在并发症来选择治疗方法

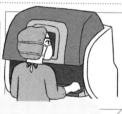
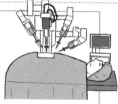

PSA观察治疗法
一边标记前列腺癌肿瘤标志物的数值，一边判断是否治疗

手术
机器人辅助手术

1）放射疗法
2）高密度焦点式超声波疗法（自费）

内分泌疗法
注射补充激素的药物及抑制雄激素的药物

化学疗法
使用抗肿瘤药物

要点 **如果在早期发现的话，即便是患了前列腺癌生存率也很高**

男性更年期综合征

男性的更年期障碍称为
LOH 综合征

　　一听到更年期综合征，就觉得患者是女性，然而，男性也会患更年期综合征，男性的更年期综合征称为LOH综合征（年龄增加导致的男性性腺功能衰退），是由雄激素分泌减少引起的。

　　LOH综合征的主要症状与身体、心理、性三方面有关。最常见的症状有内脏型肥胖、骨质疏松、身心渐渐丧失男性特征、稍微一点小事就能让心情变得烦躁、抑郁、认知症、男性功能衰退等。

　　LOH综合征还会诱发高血压、糖尿病、血脂异常、代谢综合征，甚至还可能会诱发脑梗死、心脏病、动脉硬化等更加严重的疾病。

　　每个人雄激素分泌减少的程度不同，有完全不受影响的人，也有症状非常严重的人。可以通过补充雄激素来治疗LOH综合征，但是也有的人仅仅依靠运动病情就得到改善。如果LOH综合征对生活产生了影响，就一定要去就诊。

● 男性更年期综合征（LOH 综合征）

由雄激素减少引起的

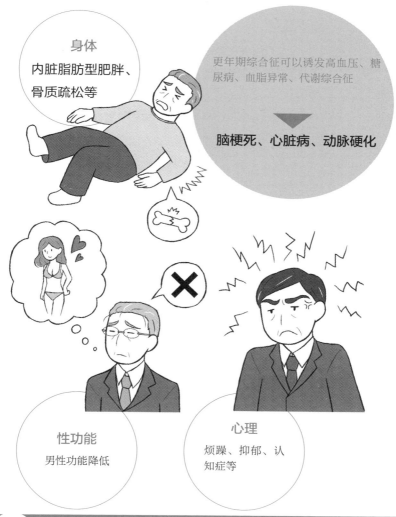

身体

内脏脂肪型肥胖、骨质疏松等

更年期综合征可以诱发高血压、糖尿病、血脂异常、代谢综合征

▼

脑梗死、心脏病、动脉硬化

性功能

男性功能降低

心理

烦躁、抑郁、认知症等

要点 抛弃"因为年龄大了所以没有办法"这种想法，建议去门诊看看

性激素和泌尿系统的密切关系

对于有阴道干涩、性交时疼痛、尿急、尿频、压力性尿失禁、急迫性尿失禁等泌尿系统和生殖系统症状的女性来说，在阴道内注射雌性激素药剂和无雌性激素润滑剂时，有两种以上症状的患者药效会更高。

而针对引起男性泌尿问题的前列腺肥大来说，补充睾酮，效果很好。有试验表明，对于有代谢综合征的患者来说，补充睾酮可以有效防止代谢综合征的症状，并且也可以治愈前列腺的疾病。

虽然性激素被认为能够全面改善前列腺肥大的症状，但是对于已经恶化的残尿症来说，治疗是没有效果的，因此一旦病情正在恶化，就可能很难治愈。

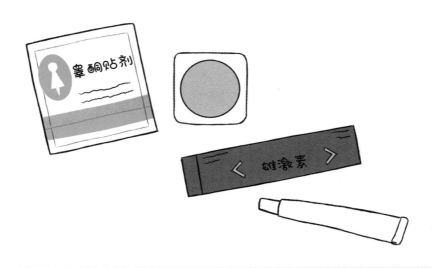

第 3 章

女性泌尿问题主要的原因是盆底肌松弛

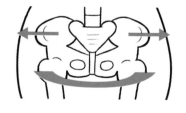

膀胱逼尿肌、尿道括约肌和盆底肌是调节排尿的肌肉

　　为了改善泌尿问题，我们先一起来了解一下和排尿相关的重要的肌肉。我们在排尿和储尿时，发挥调节作用的肌肉有三种：使膀胱收缩的膀胱逼尿肌，位于膀胱出口的尿道括约肌，支撑骨盆内部脏器的盆底肌。

　　储尿时，膀胱逼尿肌松弛，尿道括约肌收缩使膀胱的出口和尿道关闭。而排尿时，膀胱逼尿肌收缩，尿道括约肌松弛。尿道括约肌分为内尿道括约肌和外尿道括约肌，比起男性，女性的外尿道括约肌的作用更小，因此出现漏尿的人也更多。

　　盆底肌是支撑骨盆内的膀胱、肠道、子宫、卵巢等器官的网状肌肉群，和尿道括约肌一起控制的尿道的闭合。虽然膀胱逼尿肌和内尿道括约肌不能被人的意识控制，但是可以通过训练盆底肌来改善尿频和漏尿的症状。

● 控制排尿的三种肌肉

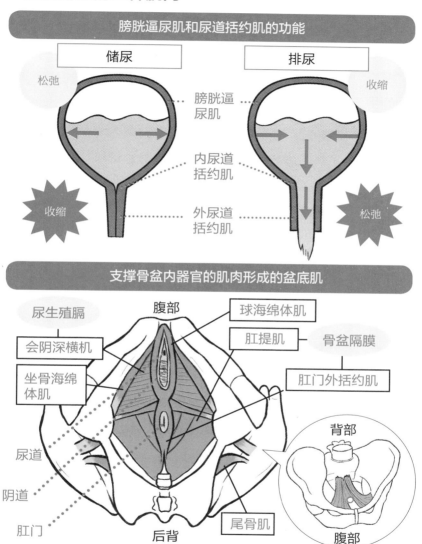

膀胱逼尿肌和尿道括约肌的功能

储尿

排尿

松弛

收缩

膀胱逼
尿肌

内尿道
括约肌

外尿道
括约肌

收缩

松弛

支撑骨盆内器官的肌肉形成的盆底肌

尿生殖膈

腹部

球海绵体肌

会阴深横机

肛提肌

骨盆隔膜

坐骨海绵
体肌

肛门外括约肌

尿道

阴道

肛门

后背

尾骨肌

背部

腹部

要点 膀胱逼尿肌、尿道括约肌和盆底肌共同控制排尿

盆底肌松弛

原因①

很多女性因怀孕、分娩导致盆底肌松弛

盆底肌不仅支撑着骨盆内的脏器，同时也发挥着闭合尿道、阴道、肛门的重要作用，其中发挥重要作用的部位为盆膈和尿生殖膈这两种结构。

盆膈和尿生殖膈是盆底肌的派生产物，填补骨盆的开口。盆膈是由盆膈上筋膜、盆膈下筋膜及其间的肌肉组成的结构，覆盖整个骨盆底，对肛门有支撑作用。尿生殖膈位于骨盆底的前方，由尿生殖膈上、下筋膜及其间的肌肉组成的结构，对男性的尿道、女性的尿道和阴道有支撑作用。

很多女性会因为怀孕和分娩导致盆底肌松弛。怀孕后，子宫体积变大，压迫阴道和肛门，作为婴儿的出生通道，阴道受到强烈的压力，因此，盆底肌可能会断裂、伸长，遭受严重的负面影响。

当腹部受到压力时，出现漏尿的压力性尿失禁患者中，约90%有分娩经历，尤其是有2次以上分娩经历的人更容易患压力性尿失禁。

虽然很多女性会出现盆底肌松弛的现象，但是不要悲观，积极治疗吧！

● 封闭骨盆开口的两种结构
盆膈和尿生殖膈

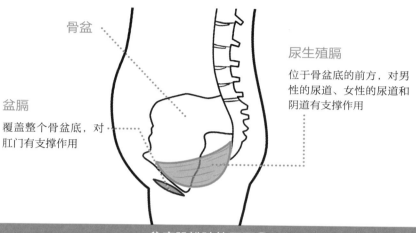

骨盆

尿生殖膈

位于骨盆底的前方，对男性的尿道、女性的尿道和阴道有支撑作用

盆膈

覆盖整个骨盆底，对肛门有支撑作用

盆底肌松弛的原因①
怀孕、妊娠导致盆底肌断裂、伸长

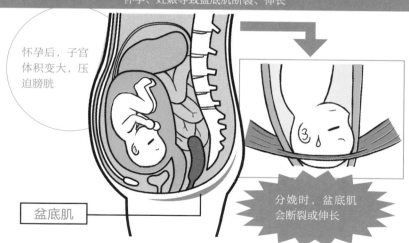

怀孕后，子宫体积变大，压迫膀胱

盆底肌

分娩时，盆底肌会断裂或伸长

要点 **对于女性来说，怀孕和分娩是导致盆底肌松弛的最主要原因**

除了怀孕和分娩以外，肥胖、便秘、运动不足、年龄增加也会导致盆底肌松弛

虽然导致盆底肌松弛最主要的原因是怀孕和分娩，但是其他如肥胖、便秘、运动不足、年龄增加等也可能会导致盆底肌松弛。

如果身体肥胖，体内脂肪增加，就会压迫骨盆内的脏器，从而导致盆底肌承受巨大的压力。如果你容易便秘的话，直肠会处于膨胀的状态，压迫其他内脏器官，排便时需要用力，因此给盆底肌造成严重的负担。但是，就算盆底肌不断松弛，内脏器官发生变化，我们也很难感觉到。

我们可以通过日常生活中下半身的变化，判断盆底肌是否出现了松弛的现象。如果你出现了臀部越来越大、下半身变胖、肚脐以下的腹部凸起、臀部下垂、比起以前上厕所更加频繁的变化，盆底肌就很有可能已经松弛了。

盆底肌松弛的原因②
肥胖、便秘、运动不足、年龄增加

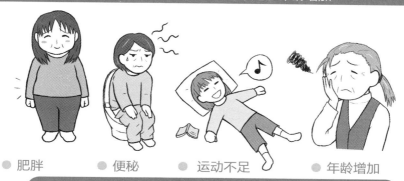

● 肥胖　　● 便秘　　● 运动不足　　● 年龄增加

下半身出现了以下变化，盆底肌就很有可能松弛了

骨盆变宽，臀部变大，内脏变得容易下垂

下半身变胖

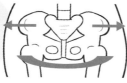

臀部倾斜

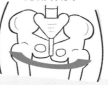

体重让盆底肌变得左右不平衡

正常的骨盆

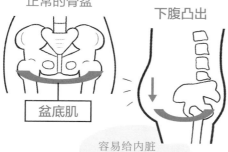

盆底肌

下腹凸出

容易给内脏产生负担

臀部下垂

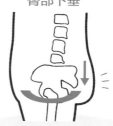

肌肉的托举能力降低，无法支撑内脏，容易出现内脏下垂

要点 除了怀孕、分娩以外，容易导致盆底肌松弛的原因

压力性尿失禁

压力性尿失禁的原因有盆底肌松弛和尿道括约肌松弛

　　在40岁以上的女性中，每3人就有1人患压力性尿失禁，做了使腹部受到强烈压力的动作时，就会出现漏尿的症状。很多人的症状比较轻微，仅仅沾湿一点点内裤，但是也有在走路时就能漏大量尿液的重症患者。如果把尿道比作水管，拧紧水管的阀门（尿道括约肌收缩），就不会漏水（漏尿），而当阀门变松（尿道括约肌松弛）时，就会滴滴答答的漏水。这样的状态就是压力性尿失禁。

　　造成这种状态的原因为，盆底肌松弛和收缩尿道的肌肉（尿道括约肌）弹性降低。怀孕、分娩、肥胖、便秘、运动不足、年龄增加等原因都会导致盆底肌松弛，特别是闭经前后，雌性激素分泌明显减少的更年期，是疾病最容易恶化的时期。尿道括约肌弹性降低，使其抵抗下腹部压力的能力下降，另外，肌肉反应变得迟钝，支撑膀胱的肌肉松弛也会使抵抗下腹部压力的能力下降，从而导致漏尿。

● 压力性尿失禁

盆底肌松弛和尿道括约肌松弛引起的漏尿现象

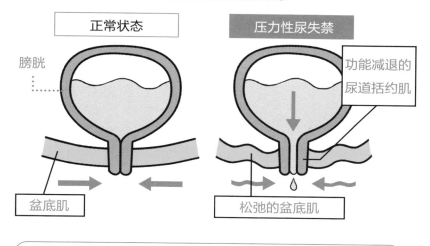

从侧面看一下压力性尿失禁的症状

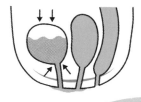

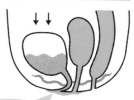

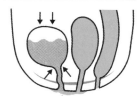

盆底肌松弛，膀胱脱垂至尿道腔侧周（膀胱脱垂）

收缩尿道的肌肉松弛

要点 进入更年期后，压力性尿失禁有恶化的倾向

膀胱过度活跃症

导致膀胱过度活动的原因有神经障碍、非神经障碍、无特定原因

在日本，有800万以上的人正在被膀胱过度活动症困扰。与本人意识无关，膀胱自动收缩是一种疾病，但是实际上接受治疗的人数却只有患病人数的1/10。

膀胱过度活动症的症状有白天尿频、夜间尿频、有急切的尿意（尿急）、急迫性尿失禁（参见第28页）等。

引起膀胱过度活动症的原因是，排尿肌肉过度活动，大致分为神经障碍性和非神经障碍性两种。

神经障碍引起的膀胱过度活动症的具体原因有：脑肿瘤、脑梗死等脑血管疾病，帕金森综合征等脑部疾病，脊髓损伤等脊髓疾病，以及集结大脑、膀胱及尿道肌肉的神经回路受损出现的疾病。

非神经障碍性膀胱过度活动症是因为盆底肌损伤导致的泌尿问题。但是，实际上大多数患者没有特定病因。

虽然有很多人正在被膀胱过度活动症困扰，但是现在已经出现了各种各样的改善和治疗方法。

● 膀胱过度活动症的原因

占比最大
无特定原因

由神经障碍引起
脑血管疾病、
大脑疾病、
脊髓疾病

非神经障碍引起
盆底肌松弛

膀胱过度活动症的改善方法

写排尿日记

记录如厕的次数、排尿量、是否出现漏尿、摄取的水量等信息，了解排尿状况

锻炼盆底肌

每天运动收缩阴道及肛门的肌肉，改善盆底肌松弛的现象

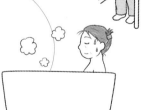

下半身保暖

增加泡澡的时间，穿内衣使下腹部、腰、小腿不要着凉

 要点 当你出现无法忍耐的尿意时，就有可能患上了膀胱过度活动症

盆腔脏器脱垂

盆腔脏器脱垂会导致
排尿排便出现问题

女性的膀胱、子宫及直肠位于骨盆内，被盆底肌支撑着。但是，怀孕、分娩、年龄增加、闭经、从事长时间站立的工作和体力劳动、肥胖、便秘等原因可导致盆底肌断裂、松弛，从而无法支撑骨盆内的脏器，致使其脱垂，影响排尿及排便。这些疾病统称为盆腔脏器脱垂。

盆腔脏器脱垂主要有以下三种疾病：膀胱从阴道脱垂的膀胱脱垂，子宫从阴道脱垂的子宫脱垂，以及直肠从阴道内脱垂的直肠脱垂。另外，摘除子宫后，还可能会出现小肠脱垂。

自己可以意识到的症状有，每天到了下午，漏尿和尿频就变得更加严重，下身出现异样或不舒服。很多人还会感觉从阴道里流出像乒乓球一样的东西。

随着病情不断恶化，还会出现尿频、漏尿、排尿困难等泌尿问题，即使有便意也没办法排便的排便问题，阴道壁和子宫脱垂的话，会有持续出血和疼痛。

● 骨盆脏器和盆底肌

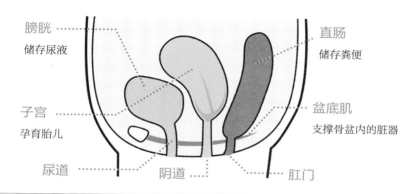

膀胱
储存尿液

直肠
储存粪便

子宫
孕育胎儿

盆底肌
支撑骨盆内的脏器

尿道　　　　　阴道　　　　肛门

盆腔脏器脱垂

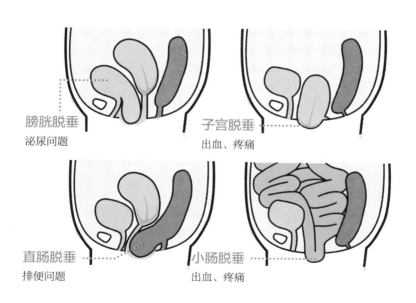

膀胱脱垂
泌尿问题

子宫脱垂
出血、疼痛

直肠脱垂
排便问题

小肠脱垂
出血、疼痛

要点 盆脏脏器脱垂会诱发严重的排尿、排便问题

排尿日记的效果

从写排尿日记了解自己的
排尿状态开始

前面我们已经介绍了泌尿问题的症状，那么从现在开始，我们来看一下其改善方法。

首先，从写排尿日记来把握自己生活和身体的循环周期开始。连续记录1周是最理想的，但是记录2~3天也能大致把握排尿状态。每天早上起床后，开始记录"喝了什么饮品？喝了多少""去厕所的频率""什么情况下会尿急（突然出现尿意）？出现几次漏尿""排尿量是多少"。通过把握自己至今不清楚的排尿状况，来开始改善泌尿问题。记录"最近如厕频繁""尿意比较急""有残尿感""漏尿打湿了内裤"等问题，是改善一直以来困扰你的泌尿问题的第一步。

有尿意后马上去厕所，可能会导致膀胱的储尿量急剧减少，因此日常可以有意训练自己增加膀胱的储尿量。

● 泌尿问题的改善方法① -1

知道自己的排尿状况

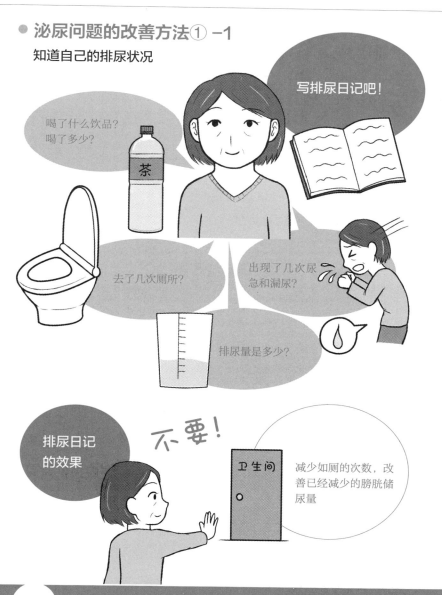

写排尿日记吧!

喝了什么饮品?
喝了多少?

茶

去了几次厕所?

出现了几次尿急和漏尿?

排尿量是多少?

排尿日记的效果

不要!

卫生间

减少如厕的次数, 改善已经减少的膀胱储尿量

要点 **首先要了解自己的排尿状况**

排尿日记的制作方法

为了改善泌尿问题，建议养成写排尿日记的习惯

　　记录能够了解当下自身排尿状况的排尿日记，有利于有效改善泌尿问题。这是因为，写排尿日记可以训练因为频繁如厕膀胱减少的储尿量。

　　你可能会有这样的疑问，"仅仅写排尿日记就能改善泌尿问题吗"？其实是因为可以产生一种在排尿日记里减少排尿次数的意识，进而减少上厕所的次数。

　　排尿日记的主要内容有每天排尿的次数、每次的排尿量、突然出现无法忍受的尿意（尿急）的次数，漏尿的次数，摄取水分的种类和摄取量。可以在网上下载记录模板，一般去医院看病时，医生会发放记录用纸，同时告诉你记录的方法。

　　可以在厕所放置测量尿液的量杯来测量每次的排尿量，也可以将没用的塑料瓶上方剪掉，自己标刻度。另外，也可以直接购买测量尿液量的用品。

泌尿问题的改善方法① -2

写排尿日记（例）

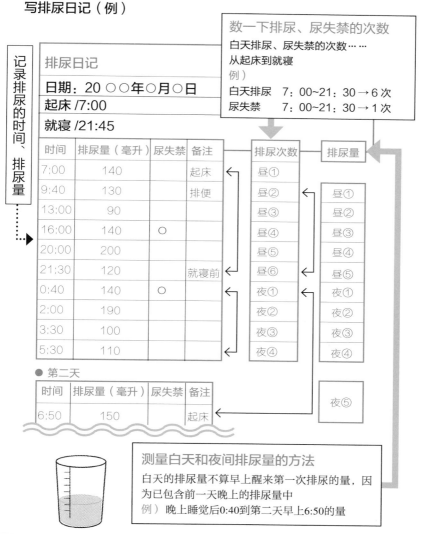

记录排尿的时间、排尿量

排尿日记

日期：20 ○○年○月○日

起床 /7:00

就寝 /21:45

时间	排尿量（毫升）	尿失禁	备注
7:00	140		起床
9:40	130		排便
13:00	90		
16:00	140	○	
20:00	200		
21:30	120		就寝前
0:40	140	○	
2:00	190		
3:30	100		
5:30	110		

● 第二天

时间	排尿量（毫升）	尿失禁	备注
6:50	150		起床

数一下排尿、尿失禁的次数

白天排尿、尿失禁的次数……

从起床到就寝

例）

白天排尿　7：00~21：30 → 6 次

尿失禁　　7：00~21：30 → 1 次

排尿次数

昼①　昼②　昼③　昼④　昼⑤　昼⑥

夜①　夜②　夜③　夜④

排尿量

昼①　昼②　昼③　昼④　昼⑤

夜①　夜②　夜③　夜④　夜⑤

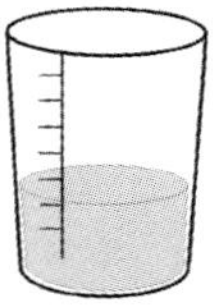

测量白天和夜间排尿量的方法

白天的排尿量不算早上醒来第一次排尿的量，因为已包含前一天晚上的排尿量中

例）晚上睡觉后0:40到第二天早上6:50的量

要点　写排尿日记是改善泌尿问题的第一步

盆底肌体操的效果

持续做两个月以上的盆底肌体操就能看到改善的效果

很多人有这样的疑问，"仅仅依靠盆底肌体操（参见第100页）真的能改善泌尿问题吗"？

根据生产卫生棉和排尿护理产品公司的问卷调查显示，在持续做2个月以上盆底肌体操的人中，约66.6%的人回答了"改善了漏尿的状况"。这些做了锻炼后，改善了自己漏尿状况的人都觉得，从漏尿的不安中解放了。其他还有人觉得，回归了自我。大家从漏尿的不安中解放出来，开始变得享受生活，乐观向上。

另外，训练盆底肌不仅能改善漏尿，还可以改善便秘和身体发冷的症状，持续下去可以维持健康，改善体质。

● 泌尿问题的改善方法② −1

盆底肌体操的效果

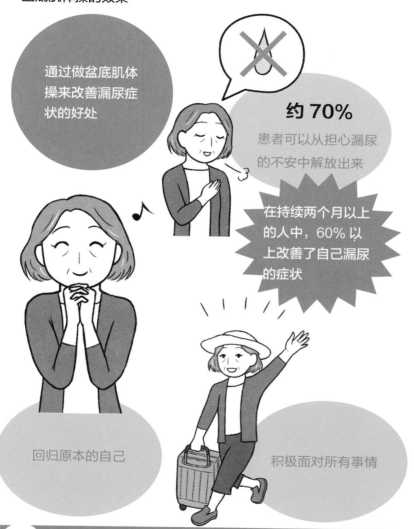

通过做盆底肌体操来改善漏尿症状的好处

约 **70%**

患者可以从担心漏尿的不安中解放出来

在持续两个月以上的人中，60% 以上改善了自己漏尿的症状

回归原本的自己

积极面对所有事情

要点 坚持做盆底肌体操

盆底肌体操的方法

养成做盆底肌体操的习惯
可以改善盆底肌松弛

很多泌尿问题是由盆底肌松弛引起的。这是因为，盆底肌变得松弛后，骨盆内的脏器就会脱垂，无法收紧尿道，容易出现漏尿的现象。做盆底肌体操的目的就是改善这种症状。

听到"体操"这两个字后，不擅长运动的人可能会觉得为难，但是在上下班路上，或者在公司和家里在工作、看电视、打扫卫生的间隙时间就可以做盆底肌训练。盆底肌体操是不论何时、何地都可以做的一种简单的锻炼方式。

盆底肌体操的方法：先收缩阴道和肛门的肌肉10秒左右，之后放松几十秒，然后重复10次这样的收缩、放松的动作。这样就是1组，每天做5组就可以了。养成每天都做盆底肌体操的习惯，可以起到改善盆底肌松弛的效果。如果和通过写排尿日记进行的膀胱训练相结合的话，可以起到更好的效果。

● 泌尿问题的改善方法② −2

做盆底肌体操

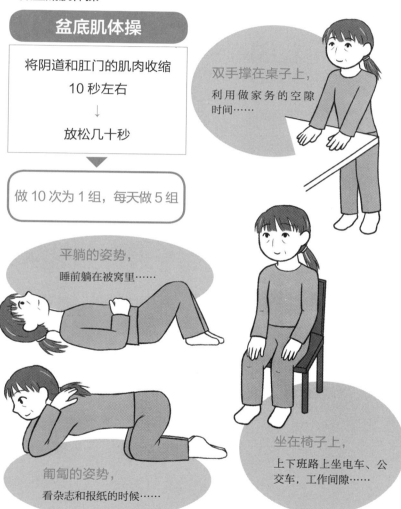

盆底肌体操

将阴道和肛门的肌肉收缩
10 秒左右
↓
放松几十秒

做 10 次为 1 组，每天做 5 组

双手撑在桌子上，
利用做家务的空隙时间……

平躺的姿势，
睡前躺在被窝里……

坐在椅子上，
上下班路上坐电车、公交车，工作间隙……

匍匐的姿势，
看杂志和报纸的时候……

要点 养成做盆底肌体操的习惯

减肥的饮食方式

减肥不仅能改善泌尿问题，还可以预防生活习惯疾病

肥胖也是诱发泌尿问题的原因之一。这是因为骨盆内的膀胱和子宫受到直肠的压迫后，会影响排尿功能。

减肥不仅可以改善泌尿问题，还可以预防很多中老年人容易患的生活习惯疾病。减少身体的脂肪是维持身体健康的重要措施。

事实上，作为一名医生，我经常很忙，有一段时间也有怎么都坚持不下来的想法。可是，作为一名外科医生我一直坚持采用原始人饮食法（※）来瘦身。

美国的运动员曾经推荐过这样一种科学的进食方式，首先吃蔬菜，然后吃鱼，之后再吃蔬菜、肉、蔬菜，接下来是玄米饭、蔬菜，如此循环。与戒断碳水化合物的减肥方式不同，运动员一定要摄取运动必须的碳水化合物。养成了摄取富含膳食纤维的天然食物的习惯后，自然就有心情想要吃化合物。我们一起来用心调理自己的身体吧。

※原始人饮食法　模仿原始时代（旧石器时代）原始人以野菜和野生动物为中心的饮食方式，来达到减肥目的的饮食方法。

● 泌尿问题的改善方法③ -1
减肥

> 每天需要的能量一摄取量 = 标准体重 ×（25~30）
>
> 例）身高 160 厘米（1 千克体重相当于 25 千卡）
>
> 约 1400 千卡 =56.3 千克（标准体重）×25

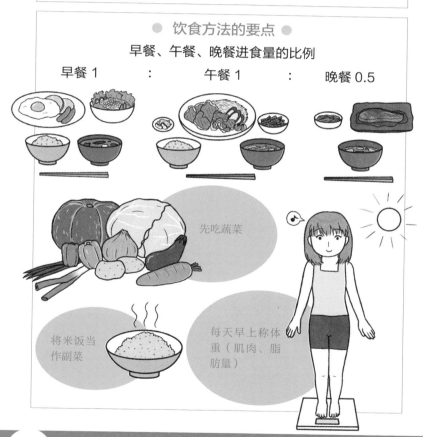

● 饮食方法的要点 ●

早餐、午餐、晚餐进食量的比例

早餐 1 ： 午餐 1 ： 晚餐 0.5

先吃蔬菜

将米饭当作副菜

每天早上称体重（肌肉、脂肪量）

要点 首先，试验 3 周看看效果

泌尿问题的改善方法③-2

减肥的烹饪窍门

选择食物的方法

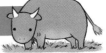

＜蛋白质＞ 肉类、鱼介类

要多吃的食物

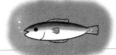

◎散养的牛肉、猪肉 ◎天然的鱼类、贝类

可以吃的食物

○牛肉、瘦猪肉、鸡肉
○新鲜的鱼类、贝类 ○清水煮鳗鱼

尽量不要吃的食物

△霜降牛肉 △金枪鱼罐头

不要吃的食物

×小红肠、香肠、培根 ×多盐食物
×寿司 ×咸大马哈鱼子、明太子 ×炸牡蛎

＜膳食纤维＞ 水果、蔬菜、海藻类、蘑菇

要多吃的食物

◎没有喷农药的蔬菜、水果

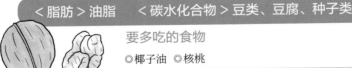

可以吃的食物

○新鲜的蔬菜、水果 ○海藻类食物
○山药 ○纳豆 ○牛蒡 ○醋、果醋

不要吃的食物

×红薯 ×土豆 ×蔬菜天妇罗

＜脂肪＞油脂 ＜碳水化合物＞豆类、豆腐、种子类

要多吃的食物

◎椰子油 ◎核桃

可以吃的食物

○夏威夷果 ○杏仁 ○玄米

不要吃的食物

×人造黄油 ×花生黄油

做饭小窍门
不用油的烹饪方法

用铁网烤

垫一层厨房
纸后再煎

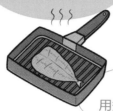

用煮和蒸的方式烹饪

使用调料的注意事项

尽量不用油量高的
番茄酱和美乃滋

使用能在体内
分解的油

使用色拉调料、香
草盐及果汁调味

使用亚麻油和
椰子油

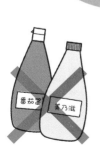
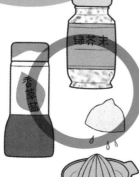
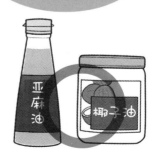

摄取对雌性激素有益的
食物，防止激素减少

雌性激素减少会导致泌尿问题的出现。因此为了预防这种情况，每天吃饭时，需要调整体内激素的平衡，多吃能够增加雌性激素的食物。

豆腐、纳豆等用大豆做的食物中含有的大豆异黄酮及芝麻里含有的芝麻素和雌性激素有着相同的作用。金枪鱼和鲣鱼等鱼类中富含的维生素B_6可以对雌性激素产生一定的作用，调节激素分泌平衡。核桃、杏仁等坚果所含的维生素E可以促进身体分泌有益于大脑和卵巢的激素，含有使人保持年轻的营养素。要定期服用维持激素的镁、维生素E、维生素B_6、叶酸、膳食纤维、含有钾元素的牛油果等。

椰子油富含的月桂酸、黄油中含有脂溶性维生素在雌激素生成的过程中具有重要作用。雌激素由胆固醇转化生成。蛋黄中富含胆固醇，除了胆固醇外，鸡蛋还富含除了维生素C和膳食纤维以外的多种营养物质，每天最好吃一个。

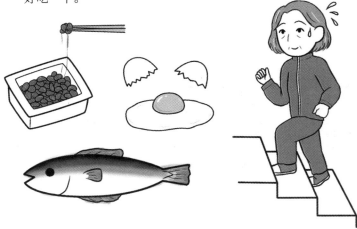

第 4 章

男性泌尿问题主要的原因是前列腺肥大

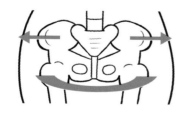

前列腺位于尿道周围，是男性特有的器官

　　前列腺是男性特有的器官，与膀胱相通的尿道走行其中，左右两个精囊中伸出的管道与前列腺相连。

　　一般来说，前列腺的内部分为内侧的内腺和外侧的外腺，最近出现了一种专业医生使用的分类方法，将内腺分为中央区和移行区，外腺分为外周区。

　　前列腺主要的功能是分泌前列腺液，前列腺液是精液的一部分。另外，前列腺还可以调节尿道收缩，从而调节排尿。射精时，前列腺液会随着精液一起排出体外，可以促进精子的运动。前列腺液中富含一种称为PSA（前列腺特异抗原）的酶，可以分解精液中的蛋白质，让黏糊糊的精液变稀，通常与精液和尿液混合在一起。但是，患前列腺肥大、前列腺炎及前列腺癌等疾病后，前列腺的某些功能会减退，PSA渗透到血液中，使血液中的数值上升。

● 前列腺的结构

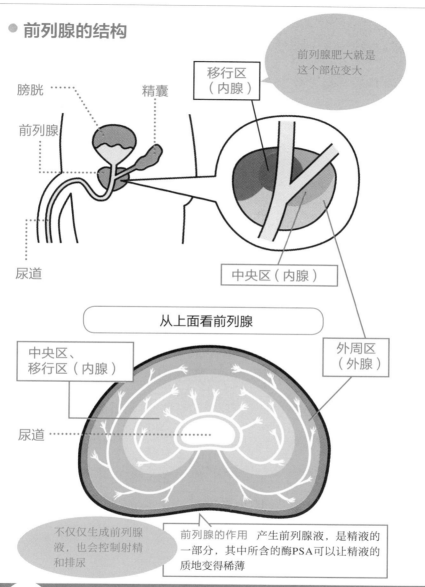

前列腺肥大就是这个部位变大

移行区（内腺）

膀胱

精囊

前列腺

尿道

中央区（内腺）

从上面看前列腺

中央区、移行区（内腺）

外周区（外腺）

尿道

不仅仅生成前列腺液，也会控制射精和排尿

前列腺的作用　产生前列腺液，是精液的一部分，其中所含的酶PSA可以让精液的质地变得稀薄

要点 **患前列腺疾病后，前列腺液中所含的酶会渗透到血液中，使数值变高**

前列腺变大、影响排尿的疾病称为前列腺肥大

　　男性很多泌尿问题都是因为前列腺的移行区变大，即前列腺肥大引起的。50多岁约30%、60多岁约60%、70多岁约80%、80多岁约90%的人会患前列腺肥大。但是，并不是所有的症状都需要治疗。

　　虽然前列腺变肥大的原因至今还没找到，但是随着年龄的增加，为了补充不断减少的雄性激素，身体会发生一些变化，而前列腺肥大就与这些变化有着密切的关系。

　　在所有前列腺肥大的人中，达到了对排尿造成影响，患上必须治疗的前列腺肥大的人约占1/4。

　　前列腺肥大有代表性的7大症状可以分为以下3类：排尿遇到问题的排尿期症状，尿液储存功能产生问题的储尿期症状，排尿后出现的排尿后症状。另外，前列腺肥大有三个不同的病期。如果你出现了一些排尿期症状的话，那么就很有可能患上了前列腺肥大。

● 不同年龄段患前列腺肥大的比例

60 岁之后，前列腺肥大的人超过半数

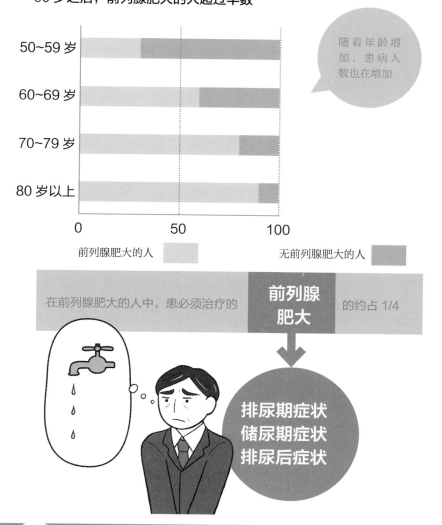

随着年龄增加，患病人数也在增加

前列腺肥大的人　　　无前列腺肥大的人

在前列腺肥大的人中，患必须治疗的 **前列腺肥大** 的约占 1/4

排尿期症状
储尿期症状
排尿后症状

要点 排尿时如果出现异样，那么就可能是患上了前列腺肥大

国际前列腺症状评分表（I-PSS）

疑似患前列腺肥大的人首先
要做问卷调查

前列腺肥大具体有哪些症状呢？

为了能将前列腺肥大的程度数值化并将其运用到治疗中，美国泌尿器官科学会提出采用国际前列腺症状评分表（I-PSS）对前列腺肥大程度进行评分。该评分表将最近1个月的排尿状态分为7部分，分别回答，将所得分数加起来。

虽然第113页提到的泌尿问题的症状与各种各样的事情都有关系，但是一般来说，0~7分症状比较轻，8~19分是中等程度的症状，20~35分就表明前列腺肥大的程度比较严重。另外，生活质量量表（Quality of Life，QOL）（※）为判断做过I-PSS评分，患者自身对排尿状态的不满意程度。7项评价的分数均为0~6分，其中0~1分为症状较轻，2~4分为中等程度，5~6分为较严重的程度。

I-PSS评分和QOL评分的数值可以将排尿功能（最大的尿流率和残尿量）及形态（前列腺容积）综合起来，判断前列腺肥大和症状严重与否。

※生活质量量表（Quality of Life，QOL）是评价对自己现在的生活是否满意的评价工具。

● 国际前列腺症状评分表（I-PSS）

最近1个月的排尿状态		无	每5次中少于1次	每2次中少于1次	每2次中有1次	每2次中有1次以上	几乎经常
1	排尿后是否有残尿的感觉	0	1	2	3	4	5
2	排尿后2小时内是否会再去一次厕所	0	1	2	3	4	5
3	排尿过程中是否会出现尿流中断	0	1	2	3	4	5
4	憋尿很困难	0	1	2	3	4	5
5	排尿不顺畅	0	1	2	3	4	5
6	必须使劲才能排尿	0	1	2	3	4	5
7	从上床到早上起床之间要去几次厕所	0次	1次	2次	3次	4次	5次以上
		0	1	2	3	4	5

QOL 评分	如果你现在的排尿状态会持续一生的话，你有什么感觉？			I-PSS 1~7题 总分	☐ 分
特别满足	满足	一般满足	哪一项都不是	有点不满	不满	特别不满
0	1	2	3	4	5	6

QOL ☐ 分

要点 疑似患前列腺肥大的人先检测一下吧

前列腺肥大有 7 个代表性的症状

前列腺肥大有7个代表性的症状：①排尿后，还有尿液残留的感觉（残尿感）；②白天上厕所之后，不到2小时就想再去一次厕所（日间尿频）；③排尿中会出现尿流中断的现象（尿线间断）；④膀胱就算没储存多少尿液也会有尿意（尿意急），偶尔会有无法忍耐的急切尿意，并出现尿失禁的现象（急迫性尿失禁）；⑤尿势弱；⑥排尿时腹部必须用力（腹压排尿）；⑦晚上要上好几次厕所（夜间尿频）。

除此之外，还有以下症状：排尿需要花很长时间（排尿延迟）；排尿后一会儿会有尿液体滴下来（排尿后尿滴落）；尿路分散（尿线分叉）；无法排尿，膀胱内残尿增加，慢慢漏出来（溢流性尿失禁）；无法排尿（尿闭）等。

● 前列腺肥大的 7 种症状

①残尿感……

　　排尿后，会有尿液残留的感觉

②日间尿频……

　　白天，不足2小时就要上一次厕所

③尿线中断……

　　排尿中出现尿流中断的情况

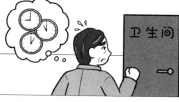

④有急切的尿意……　　　　　急迫性尿失禁……

　　即使膀胱没有积存很多尿液，　　突然出现无法忍受的尿意，
　　也会有尿意　　　　　　　　　　并有尿失禁的现象

⑤尿势弱……排尿无力

⑥腹压排尿……排尿时腹部
　　　　　　　必须用力

⑦夜间尿频……夜间睡觉的时候要去好几次厕所

● 其他症状

排尿延迟……从开始排尿到结　　　排尿后有余尿滴下……排尿后，会
　　　　　　束，需要很长时间　　　　　　　　　　　　滴尿点子

尿线分叉……尿路分散

溢流性尿失禁……尿液无法排出，膀胱残留的尿液
　　　　　　　　增多，并且慢慢漏出来

尿闭……尿液无法排出

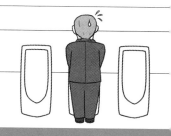

要点 这些泌尿问题，你中了几条？

3 个病期

根据病情前列腺肥大可分为
3 个病期

随着病情的不断恶化，前列腺肥大的症状可以分为3个病期。

第1期为膀胱刺激期。这时，前列腺肥大的程度较轻。这一阶段比较明显的症状就是尿频（日间尿频），以及睡着后还会起来上几次厕所（夜间尿频）。除此之外，还会出现无法憋尿（尿急），排尿比较花时间（排尿延迟），尿线分为两条（尿线分叉），尿势弱且出现中途断裂的现象（尿线间断）等症状。

第2期为出现残尿期，前列腺肥大进入中等程度，对尿道的压迫感变强。排尿后，也没有变得非常痛快，有残尿感。另外，还会出现暂时性的无法排尿（急性尿闭），尿液混合血液（血尿），排尿时疼痛等症状。

第3期为慢性尿闭期。前列腺肥大不断恶化，对尿道产生强烈的压迫，排尿量减少。经常出现无法排尿（尿闭）及残尿漏出（溢流性尿失禁）的状况。另外，尿液还会通过输尿管逆流至肾脏，对其产生压力，诱发肾积水等疾病。

● 前列腺肥大的 3 个病期

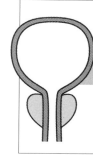

第 1 期　膀胱刺激期

前列腺肥大的初期，对尿道的压迫还不是很强烈

● 症状 ●

日间尿频、夜间尿频、出现急切的尿意、排尿延迟、尿线分叉、尿线间断等

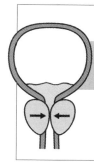

第 2 期　出现残尿期

前列腺肥大进入中期，对尿道的压迫增强

● 症状 ●

残尿感、急性尿闭（暂时性）、血尿、排尿时疼痛等

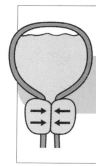

第 3 期　慢性尿闭期

前列腺肥大不断恶化，对尿道产生强烈的压迫，出现无法排尿的状况

● 症状 ●

尿闭、溢流性尿失禁、肾积水等

要点 随着前列腺体积不断变大，症状不断恶化

排尿期出现的问题为
排尿期症状

前列腺肥大的症状可以分为三类：排尿出现的问题为排尿期症状，储存尿液的问题为储尿期症状，排尿后出现的问题为排尿后症状。排尿期症状是由尿道变窄和排尿困难引起的症状。例如，尿势弱，排尿花费时间长（排尿延迟），排尿时出现中断的现象（尿线断裂），排尿时腹部必须用力（腹压排尿），无法排尿（尿闭）等症状。

前列腺肥大引起泌尿问题的原因有两个：一个原因是尿道接收到了大脑发出的"关闭尿道"的指令及前列腺的过剩反应。这是因为肌肉中所含的α_1受体数量增加，接收了很多不必要的大脑命令，使前列腺收缩压迫尿道。另一个原因与大脑无关，前列腺受雄性激素的影响变大，压迫尿道，使得尿液无法流通。

● 排尿期症状的两个原因

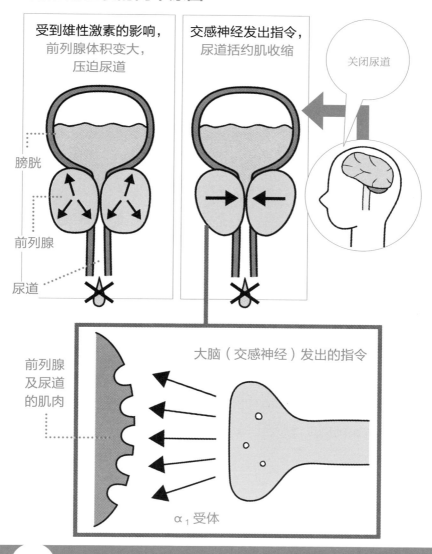

受到雄性激素的影响，
前列腺体积变大，
压迫尿道

交感神经发出指令，
尿道括约肌收缩

关闭尿道

膀胱

前列腺

尿道

前列腺
及尿道
的肌肉

大脑（交感神经）发出的指令

α₁ 受体

要点 导致尿道狭窄的原因有两个

无法储存尿液的储尿期症状和尿液残留在膀胱的排尿后症状

　　患前列腺肥大后，很多时候都会出现尿频的症状。无法正常排尿，尿液大量残留在膀胱后，为了减少膀胱内储存的尿量，诱发尿频的症状。诱发储尿期症状的原因是膀胱有效容量减少。

　　储尿期症状的表现有，日间不到2小时就会去一趟厕所的昼间尿频，就寝后多次起床上厕所的夜间尿频，突然出现无法忍受的尿意，以及还来得及去厕所就出现漏尿状况的急迫性尿失禁。

　　排尿后出现的症状是排尿后症状，具体表现为有：上厕所后仍旧不是很痛快，有尿液残留的感觉(残尿感)，残留在尿道的尿液漏出弄脏内裤（排尿后尿滴落）。

● 储尿期症状的原因

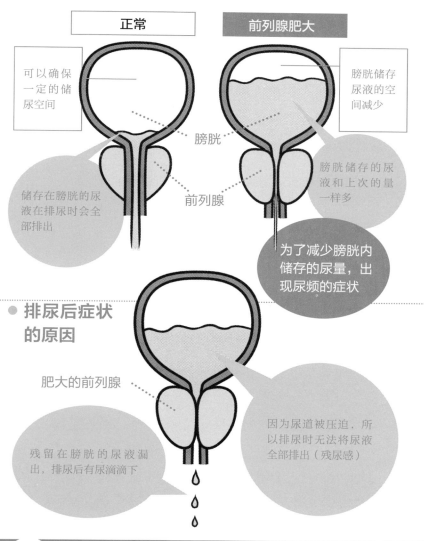

正常

前列腺肥大

可以确保一定的储尿空间

膀胱储存尿液的空间减少

膀胱

前列腺

储存在膀胱的尿液在排尿时会全部排出

膀胱储存的尿液和上次的量一样多

为了减少膀胱内储存的尿量，出现尿频的症状

● 排尿后症状的原因

肥大的前列腺

残留在膀胱的尿液漏出，排尿后有尿滴滴下

因为尿道被压迫，所以排尿时无法将尿液全部排出（残尿感）

要点 尿液无法全部排出，残留在膀胱内，导致膀胱的有效容量减少

有50%~75%的前列腺肥大患者合并膀胱过度活动症

膀胱过度活动症会出现急切的尿意（尿急）和尿频的症状，另外，也会经常伴随急迫性尿失禁。这种疾病不仅限于女性，男性也会患。据估算，在前列腺肥大患者中，有50%~75%的患者会同时出现膀胱过度活动症。另外，也有的患者没有患前列腺肥大，仅出现了膀胱过度活动症的症状。

与国际前列腺症状评分表（I-PSS)重合的问题有很多，当然我们也可以通过膀胱过度活动症检测问卷来判断自己的状况。

对于患者来说，比起前列腺肥大的症状，膀胱过度活动症引起的频繁去厕所、漏尿等在外出时会更加不可控，会对生活产生很大的影响。因此患者更想尽快开始治疗。诱发膀胱过度活动症的原因是膀胱突然开始收缩。因此，如果置之不理的话，会影响尿道括约肌的功能，出现更加严重的漏尿的状况，因此，一定要早治疗。

● 前列腺肥大及其并发症 膀胱过度活动症

※问题3的分数为2分以上，全部问题的分数合计为3分以上的人需要去医院就诊

膀胱过度活动症检测问卷

问题1 白天上厕所的 次数	≤7次	8~14次	≥15次			
	0分	1分	2分			
问题2 晚上上厕所的 次数	0次	1次	2次	≥3次		
	0分	1分	2分	3分		
问题3 有没有突然出 现无法忍耐的 尿意	没有	每周不 到1次	每周1次 以上	每天1次	每天 2~4次	每天 ≥5次
	0分	1分	2分	3分	4分	5分
问题4 是否有突然出 现的尿意导致 漏尿	没有	每周不 到1次	每周1次 以上	每天1次	每天 2~4次	每天 ≥5次
	0分	1分	2分	3分	4分	5分

轻度	中度	重度
≤5分	6~11分	≥12分

合计	分

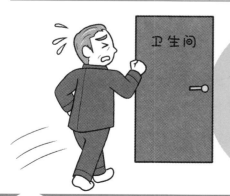

有50%~75%的前列腺患者会出现膀胱过度活动症的并发症

要点 国际前列腺症状评分表和膀胱过度活动症检测问卷得分较高的人要尽早就诊

不能吃的食物

不要摄入过多使前列腺肥大
恶化的食物

在日常生活中，要注意不能摄入太多导致前列腺肥大恶化的食物。

动物脂肪会对前列腺肥大产生负面影响，因此最好不要吃高脂肪含量的食物。用油的时候，最好用鱼油和亚麻油。患代谢综合征后，前列腺也会供血不足。

过度饮酒也会出现尿闭的现象。富含有利尿作用钾的西瓜、密瓜、黄瓜、冬瓜、蛤蜊、海藻等食物会增加尿量，导致频繁如厕。橘子、柠檬、猕猴桃等比较酸的水果会刺激膀胱，出现尿意。泡菜和辣咖喱等香辛料也会刺激膀胱，千万不要吃太多。

另外，富含咖啡因的红茶、绿茶及咖啡也有利尿作用，可以换为不含咖啡因的麦茶、黑豆茶、杜仲茶等饮品。

● 前列腺肥大患者不宜吃的食物

一定要严格控制的食物

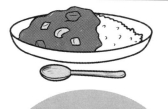

●富含动物脂肪的高脂肪食物，容易导致代谢综合征的食物

需要特别注意的是……

酒精会诱发尿闭

钾离子会增加尿量……

西瓜、密瓜、黄瓜、冬瓜、蛤蜊、海藻等

酸会刺激膀胱导致尿频……

橘子、柠檬、猕猴桃等

香辛料会刺激膀胱导致尿频……

泡菜、辣咖喱等

对前列腺患者来说，为了不让疾病恶化，一定不要多吃这些食物

尽量少喝的饮品	尽量选择这些饮品

咖啡因有利尿的作用

绿茶、红茶、咖啡等

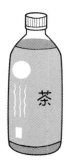

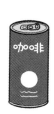

不含咖啡因的饮品

麦茶、黑豆茶、杜仲茶等

要点 要注意不能摄入过多会诱发代谢综合征的食物和饮品

促进血液流通

做舒缓的体操、穿保暖内衣、下半身泡澡可以改善前列腺肥大

前列腺肥大与下半身的血液循环有密切关系。血液通畅后，那些你在意的问题也会得到改善。

引起前列腺血液循环不通畅的原因有长时间坐着办公、驾驶、便秘、疲劳、压力大及运动不足等生活习惯。另外，身体受凉后，血液流通也会不通畅，难出汗，膀胱肌肉收缩，储尿量减少，引起尿频的症状。

如果你必须长时间坐着办公或开车，就需要找一段时间从坐的姿势解放出来，这样也可以转化心情。另外，也可以尝试做慢蹲等舒缓的锻炼。

腰和下腹部被称为人的"第二心脏"，因此，不要让其受凉，穿着保暖的内衣，使用腹带，穿袜子，贴暖宝宝也很有效。另外，淋浴过后，用40度左右的热水泡澡，有改善血液循环的作用。

● 改善下半身血液循环可以减轻前列腺肥大的症状

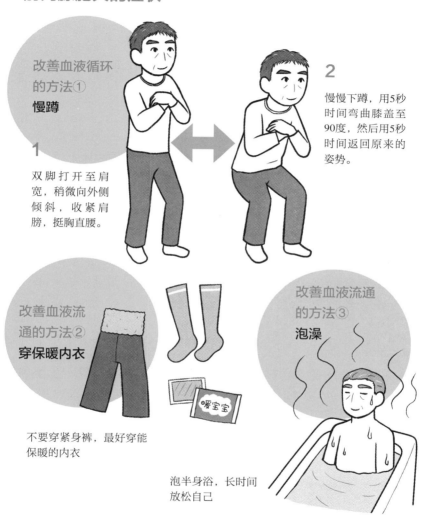

改善血液循环的方法①

慢蹲

1

双脚打开至肩宽，稍微向外侧倾斜，收紧肩膀，挺胸直腰。

2

慢慢下蹲，用5秒时间弯曲膝盖至90度，然后用5秒时间返回原来的姿势。

改善血液流通的方法②

穿保暖内衣

不要穿紧身裤，最好穿能保暖的内衣

暖宝宝

泡半身浴，长时间放松自己

改善血液流通的方法③

泡澡

要点 **为了改善前列腺肥大的症状，要有意识地改善下半身的血液循环**

轻度运动

每天做 30 分钟轻度运动可以促进血液循环、改善病症

如果持续运动不足，血液循环就会变差，进而使前列腺肥大不断恶化。虽然有些人听到运动就头疼，但是每天做30分钟轻度运动，可以缓解压力，促进血液循环。

走路、水中步行、伸展运动、做广播体操等全身运动，可以起到改善前列腺肥大的效果。轻度喘息的运动即可，每天30分钟（3分钟×10次或者10分钟×3次），每周3次以上。如果你的工作非常忙、没时间运动的话，可以在公司的前一站下车，步行至公司，乘坐公交或电车时，不找位置坐，购物时尽量不要乘车，边散步边逛街，少乘坐电梯，尽量走楼梯，用更长的时间去遛狗等，可以在日常生活中尽量运动自己的身体。白天运动身体可以让夜晚无法熟睡的人熟睡。

坚持每天做轻度运动

每天运动 30 分钟

（3分钟 × 10次、10分钟 × 3次）

每周 3 次以上

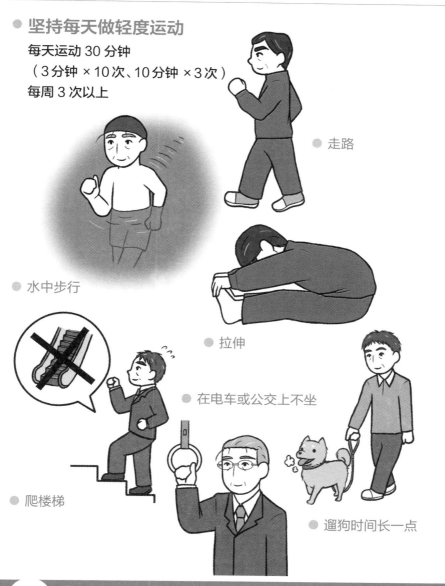

● 走路

● 水中步行

● 拉伸

● 在电车或公交上不坐

● 爬楼梯

● 遛狗时间长一点

要点 选择适合自己的运动，每天坚持下去

话题④

雄激素是维持一生健康
必不可少的物质

以往，男性的睾酮总被认为是导致前列腺癌恶化的激素。但是，有研究者做了这样一个试验来观察睾酮是否有抑制癌症的效果。

试验选择了16名患抑制性激素分泌的前列腺癌的患者，每28天让患者补充睾酮，然后测量血液中的PSA（前列腺特异抗原）数值，有7名患者显示前列腺癌细胞数量的PSA降低，且前列腺肿瘤体积变小。这个试验推翻了以前的说法，因此这个试验被认为是睾酮可以治疗前列腺癌的研究。

睾酮含量低下极有可能会导致心绞痛、心肌梗死等心血管疾病。医学研究也表明，睾酮含量低下也可能会对导致诱发代谢综合征的高血压、高血糖、高血脂造成负面影响。

虽说很多人听到雄激素低下就觉得是生殖能力低下，但是随着年龄的增加，雄激素是维持身体健康不可缺少的物质。

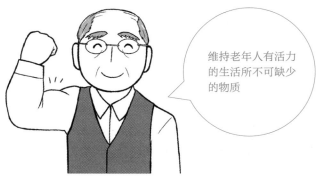

维持老年人有活力的生活所不可缺少的物质

第**5**章

泌尿问题的检查

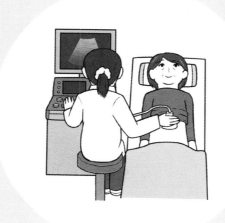

决定去医院就诊，需要注意什么

选择从家里或公司方便去、能对症治疗的医院就诊的话，需要整理好现在服用的药物和过去的病历等信息。可以准备一些服药记录本。

如果条件允许的话，可以记录3天的排尿日记（参见第96页），然后将其一起带到医院。也可以将有疑问的泌尿问题记录下来。

去医院诊疗时，找一个信得过的医生，来进行尿道、阴道（女性）、阴茎（男性）、肛门等部位的观察和触诊。可能很多人会觉得不好意思，但是检查可以确认你是否患有盆腔脏器脱垂，因此必须放松心态。

另外，对于女性来说，如果看病的时候穿着连衣裙、裤子、长筒袜等难穿脱的衣服的话，诊察时会不方便，因此就诊时，尽量穿着上下分离的服装，如荷叶群、百褶裙、方便穿脱的短袜和鞋子。

● 就诊前的准备

选择穿脱方便的衣服

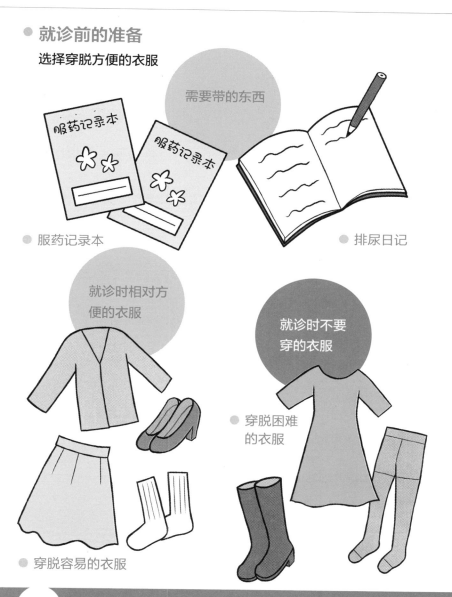

需要带的东西

● 服药记录本

● 排尿日记

就诊时相对方便的衣服

● 穿脱容易的衣服

就诊时不要穿的衣服

● 穿脱困难的衣服

要点 上诊疗台时，准备穿脱方便的衣服

了解初次诊疗的流程，
让诊疗更加顺利

做好就诊的准备去医院后，诊疗的流程是怎样的呢？

首先，如果你有医保、各种医疗证和介绍信的话，可以交给医院的前台。在接受医生的诊察前，将自己现在的症状和服用中的药物填写在问诊单上。

接下来就是取尿。这时，如果你体内的储尿量很少的话，能取的尿量也很少，因此在诊疗前不要排尿。

就诊时，要根据问诊单上的内容给医生做出详细的解释，很多患者因为是泌尿问题，而感到非常害羞，但是为了接受更好的治疗，早日改善自己的病症，一定要将自己现在的症状和对生活的影响讲出来，而且，很多时候正在服用的药物正是诱发泌尿问题的原因，因此也要将自己正在服用的药物告知医生。

进行触诊或超声检查后，就可以预约下一次的诊疗了。

● 诊疗的流程

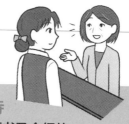

前台接待
医保证明、各种医疗证书及介绍信

问诊单
填写泌尿问题的症状和正在服用的药物

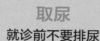

取尿
就诊前不要排尿

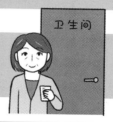

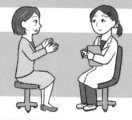

问诊
回答医生的问题

诊察
触诊、超声检查

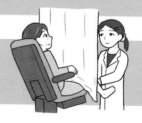

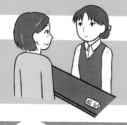

预约
预约下次的诊疗

要点 就诊时要清楚明确地回答医生提出的问题

问诊时得到的信息是医生了解患者症状最重要的资料

　　问诊是医生了解患者症状、进行恰当治疗的重要环节。虽然很多人觉得很难准确表达出自己的泌尿问题，但是一定要和医生说清楚，具体有什么症状，在生活中有什么不方便的地方。在"从什么时候开始出现泌尿问题"这一项中，需要回答何时开始出现泌尿问题，以及疾病和服药带来的影响。医生会根据"在什么情形下会出现漏尿"这一项的回答推测尿失禁的种类，从漏尿的程度和是否使用成人纸尿裤来判断症状的轻重。

　　如果患者是女性的话，医生还会从是否有过分娩经历，以及怀孕后期、分娩的情况来判断盆底肌损伤的状态对泌尿问题的影响。目前为止患的疾病、进行过的手术及对漏尿的治疗都有利于医生判断导致尿失禁的理由。

　　患者感觉到的泌尿问题对自己生活的影响，也是医生判断症状轻重及治疗方法的重要资料。

● 尿失禁的问诊单（例）

从什么时候开始有漏尿的现象？
年前/ 　　　几个月前开始

在什么情形下会出现漏尿的现象？

咳嗽（　　） 打喷嚏（　　） 大笑　（　　）
奔跑（　　） 步行（　　） 上下楼梯（　　）
起身（　　） 搬重物（　　）
做运动（　　） 不知不觉　（　　）
睡觉时（　　） 性交时（　　）
用冷水洗手时（　　） 有尿意后无法忍耐（　　）

漏尿的频率？

每天（　　） 每周数次（　　） 每月数次（　　）
其他（　　）

使用成人纸尿裤吗？
每天换多少次？

使用（　　）　　　次/天　　　不使用（　　）

月经状况如何？

有（　　） 闭经了（　　） 　岁

是否有分娩经历？

有（　　）次　　　无（　　）

怀孕后期或刚分娩后，有漏尿的现象吗？

有（　　） 没有（　　）

目前为止患过哪些疾病？

脑梗死（　　） 脑出血（　　） 高血压（　　）
糖尿病（　　） 哮喘（　　） 花粉过敏（　　）
脊椎疾病（　　） 精神疾病（　　）
其他（　　）

至今为止曾经接受过哪些手术？

直肠癌手术（　　） 子宫癌手术（　　）
子宫肌瘤的子宫摘除手术（　　） 卵巢摘除手术（　　）
头部的手术（　　） 腰间盘突出手术（　　） 其他（　　）

至今为止治疗过漏尿吗？

没有（　　） 做过盆底肌体操（　　） 药物治疗（　　）
尿失禁的手术（　　） 其他（　　）

漏尿对生活产生了什么影响？

完全没有（　　） 有一点（　　） 有（　　） 很多（　　）

医生采用问卷调查的形式将具体的泌尿问题分数化

第一次就诊时，患者填写问诊单（参见第137页）后，需要回答具体的尿失禁症状，填写"尿失禁症状·生活质量量表（QOL）"和"主要的下尿路症状评分表"。

有时也会使用"膀胱过度活动症检测问卷"（参见第133页），或以问卷形式呈现的男性前列腺肥大的相关调查，"国际前列腺症状评分表（I-PSS）"。

每一道问题患者都可以用〇或×来回答，请尽量正确地回答。

"尿失禁症状·生活质量量表（QOL）"及"主要的下尿路症状评分表"意在了解患者尿失禁的频率、尿量、在什么情况下漏尿，以及对日常生活产生了怎样的影响。

以上这些问卷的问题都非常容易回答，可以让对自身的排尿情况含糊不清的患者明确了解自己的状况。

● 尿失禁症状 · 生活质量量表（QOL）

1.漏尿的频率？（请选择一个）
- □ 没有　0
- □ 大概1周少于1次　1
- □ 大概1周2~3次　2
- □ 大概每天1次　3
- □ 每天数次　4
- □ 经常　5

2.漏尿的量是多少？
- □ 没有　0
- □ 中等量　4
- □ 少量　2
- □ 多量　6

3.漏尿对生活的影响程度？

　　　　0　1　2　3　4　5　6　7　8　9　10
　　　　完全没有　　　　　　　　　　　严重影响

4.在什么状况下会出现漏尿的现象？
（请将发生过的全部情况都标记出来）
- □ 没有
- □ 活动身体的时候及运动的时候
- □ 好不容易要上厕所之前
- □ 排尿后穿上内裤的时候
- □ 咳嗽和打喷嚏的时候
- □ 不知道漏尿的理由
- □ 睡觉时
- □ 经常

※ 将问题1~3所得的分数加起来，总分在0~21分，分数越高，病情越重

✳ 主要下尿路症状评分表

请选出最近1周出现的状况

排尿的次数				
1.早上起床到晚上睡觉之间	0	1	2	3
	7次以下	8~9次	10~14次	15次以上
2.晚上睡觉的时候	0	1	2	3
	0次	1次	2~3次	4次以上
以下症状出现的频率是？				
	没有	偶尔	有时	经常
3.无法忍受的尿意	0	1	2	3
4.无法忍受尿意出现漏尿	0	1	2	3
5.咳嗽、打喷嚏、运动时漏尿	0	1	2	3
6.尿势弱	0	1	2	3
7.排尿时腹部必须用力	0	1	2	3
8.排尿后仍有残尿的感觉	0	1	2	3
9.膀胱（下腹部）疼痛	0	1	2	3
10.尿道疼痛	0	1	2	3

※将问题1~10所得的分数相加，分数越高，病情越重

测量身高和体重

在医院测量正确的身高、体重及内脏脂肪率等数值

接下来，为了得出诊断结果，需要进行详细的检查。

首先，使用医院内的仪器，测量身高和体重。我们都知道，过度肥胖的人很容易患心脏病、高血压、糖尿病、痛风、脂肪肝等生活习惯疾病。

体型肥胖的人会压迫骨盆内的内脏器官，因此会导致压力性尿失禁和前列腺肥大等泌尿问题不断恶化。

测量身高和体重，算出体重指数（body mass index，BMI）（※），以此来把握自己的肥胖程度，灵活进行诊断和治疗。BMI小于18.5即为体重过轻，BMI为18.5~25为正常体重，BMI大于25则为肥胖。如果身体肥胖的话，则需要减肥。

另外，如果内脏周围脂肪堆积会诱发内脏脂肪型肥胖，因此需要测量腹围，如果男性的腹围在85厘米以上，女性的腹围在90厘米以上的话，患内脏脂肪型肥胖的可能性非常大。

※体重指数（body mass index，BMI）是表示肥胖程度的指数，22为最难患病的数值。BMI=体重（千克）÷身高（米）÷身高（米）。

测量身高、体重、体脂

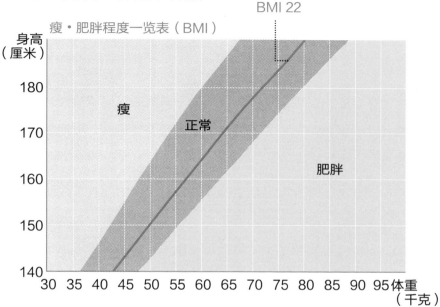

瘦·肥胖程度一览表（BMI）

BMI 22

身高
（厘米）

180
170
160
150
140

30 35 40 45 50 55 60 65 70 75 80 85 90 95 体重
（千克）

瘦　正常　肥胖

标准体重＝身高 ☐.☐ 米 × 身高 ☐.☐ 米 ×22＝ ☐ 千克

例）身高 150 厘米时　1.5 米 ×1.5 米 ×22＝49.5 千克

自己的 BMI ＝体重 ☐ 千克 ÷ 身高 ☐.☐ 米 ÷ 身高 ☐.☐ 米 ＝ ☐

例）身高 150 厘米、体重 49.5 千克时　49.5 千克 ÷1.5÷1.5＝22

判定	瘦	正常	肥胖
BMI	小于 18.5	18.5~25	大于 25

要点 首先知道正确的身高、体重和体脂率

尿液检查

诊断泌尿问题最基本的检查
就是尿液检查

为了诊断出尿失禁及漏尿等疾病，需要进行尿液检查。所谓尿液检查，就是检测患者的尿液中是否含有红细胞、白细胞、细菌等物质。

检测尿液所含水分以及水分以外物质比例的检查是尿比重检查。因为肾脏、输尿管及膀胱出现问题，导致原本应该被身体吸收的蛋白质随着尿液排出，检测排出蛋白质量的检查为尿蛋白检查。尿糖检查可以测出尿液中的含糖量，进而推断出是否患有糖尿病。尿潜血反应可以检测出尿液里混合的肉眼看不见的红细胞含量，由此可以判断患者是否患有肾炎、输尿管结石、尿道炎、前列腺炎等疾病。

如果尿蛋白、尿糖、尿潜血等检查结果呈阳性的话，就需要进行尿沉渣检查。另外，尿细胞检查可以从尿液的细胞中检测出是否患有恶性肿瘤及其恶化程度。在做这些检查时，需要在显微镜下观察尿液的沉淀物和细胞。

尿液检查不仅可以检测泌尿系统疾病，还可以帮助诊断出其他疾病。

● 基本检查② 尿液检查

尿液检查

▶ 尿比重检查

测量尿液中水分和水分以外物质的比例

● 正常值　1.010~1.030

▶ 尿蛋白检查

检查尿液中是否含有蛋白质　　● 正常　阴性（－）

▶ 尿糖检查

检测尿液中的含糖量　　● 正常　阴性（－）

▶ 尿潜血反应

检测尿液中的红细胞数量　　● 正常　阴性（－）

▶ 尿沉渣检查

将尿液中的沉淀物放在显微镜下详细分析

● 正常

每 1 视野红细胞 4 个以下

每 1 视野白细胞 4 个以下　　　细菌（－）

▶ 尿细胞检查

从尿液中的细胞检测是否患有恶性肿瘤及其发展程度

● 正常

阴性（－）　　疑似阳性（±）　　阳性（＋）

要点 从尿液的成分获取泌尿问题相关的各种信息

图像检查

观查膀胱、前列腺、输尿管等的腹部超声检查及膀胱镜检查

　　泌尿科实行的腹部超声检查是一种从身体外部观测膀胱和前列腺的形状、大小，以及肾脏和输尿管的基本图像检查。将发射超声波的探测仪置于下腹，反射回来的超声波即可构成图像。

　　为了确认是否患有膀胱癌等疾病，检查时，需要在膀胱内储存200毫升尿液。排尿后可确认是否有残留的尿液。这项检查可以检测出患者是否患有前列腺肥大、输尿管结石、膀胱结石、肾癌、膀胱癌、膀胱神经疾病、膀胱憩室（※1）、膀胱息肉（※2）等泌尿系统疾病。

　　也可以从内部对膀胱进行图像检查，即膀胱镜检查。从尿道口插入内视镜，观测膀胱和尿道黏膜的状态，是否存在结石，以及膀胱的容量，如果有出血的现象，还可以确定出血的部位。如果尿道堵塞无法排尿的话，在去除异物及插入导尿管时，需要用到内视镜。使用时，需要实行局部麻醉，向膀胱内注入生理盐水。

※1膀胱憩室：因为膀胱到尿道口出现问题，膀胱的一部分向外凸出。
※2膀胱息肉：膀胱肌肉纤维化后出现糜烂的现象。

● 基本检查③
　图像检查

腹部超声检查
检查膀胱和前列腺的
形状、大小，以及肾
脏和输尿管的情况

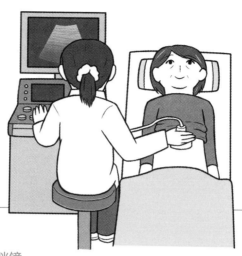

膀胱镜检查
检查膀胱和尿道
黏膜的状态，是
否有结石，以及
膀胱的容量

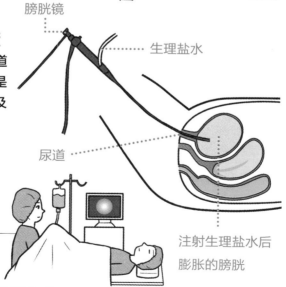

膀胱镜

生理盐水

尿道

注射生理盐水后
膨胀的膀胱

要点 从外部或内部进行的图像诊断

压力性尿失禁检查

通过压力诱发试验、尿垫试验、尿道过度活动检查来诊断压力性尿失禁

压力诱发试验为在膀胱内注射200~300毫升生理盐水后，让患者咳嗽，营造一个腹部受到压力的状态，以便于检查是否出现漏尿的症状。如果出现漏尿的状况，则可以确诊为压力性尿失禁，中止向腹部施压的状态后不久出现漏尿的状况时，则有可能患了急迫性尿失禁。

尿垫试验可以很容易诊断出尿失禁的严重程度。饮用500毫升水后，垫上尿垫，随后在室外进行散步、上下楼梯等诱发尿失禁的动作约1小时。测量这些动作前后尿垫的重量，就可以知道漏出尿液的量。漏尿量在2克以下为正常状况，如果漏尿量在10克以上，则可确诊为尿失禁。

尿道过度活动检查是确认支撑尿道的肌肉是否变弱。请患者躺在诊疗床上，竖起膝盖，在腹部受到压力的状态下，检测膀胱的活跃程度。这时，如果正在运转的尿道发生一定的偏斜的话，则可以确诊为尿道过度活动症。

压力诱发试验、尿垫试验、尿道过度活动检查

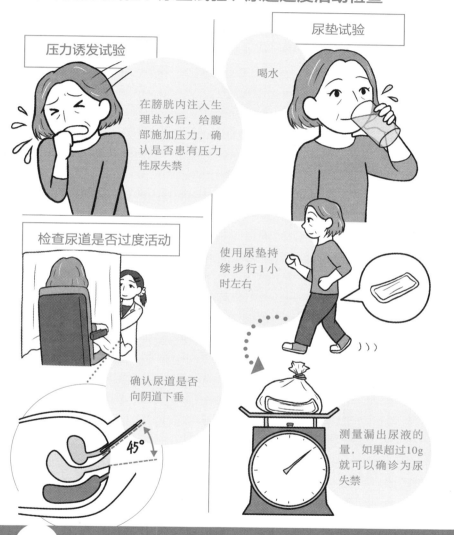

压力诱发试验

在膀胱内注入生理盐水后，给腹部施加压力，确认是否患有压力性尿失禁

检查尿道是否过度活动

确认尿道是否向阴道下垂

45°

尿垫试验

喝水

使用尿垫持续步行1小时左右

测量漏出尿液的量，如果超过10g就可以确诊为尿失禁

要点 通过详细检查来诊断是否患有压力性尿失禁

尿动力检查

使用专业的仪器对膀胱和尿道的肌肉能力进行详细的检查

　　尿动力检查为使用装有测定装置的厕所和专用测量仪器进行的检查。通过各种检查的配合，可以详细检查储尿期和排尿期膀胱和尿道肌肉的状态。

　　以1秒就能排尿时的尿势和尿液状态的图表为基础，测量尿路的运动轨迹的检查即为尿流量测定。在膀胱内注入生理盐水，从排尿时膀胱和膀胱逼尿肌的压力值，来诊断尿路闭塞的程度和膀胱收缩的状态，这种检查称为内压尿流检查。残尿检查是利用超声波来检查膀胱内的残尿量。做这项检查时，需要从尿道的最前端插入导尿管，测定正确的尿量。尿流量测定时，还可以同时检测其他项目。

　　进行膀胱内压检查时，将专业的测量仪器伸入尿道，在膀胱内注入生理盐水，测量内部压力。同时，也有很多时候会在直肠插入测量仪器。

● 详细检查② 尿动力检查

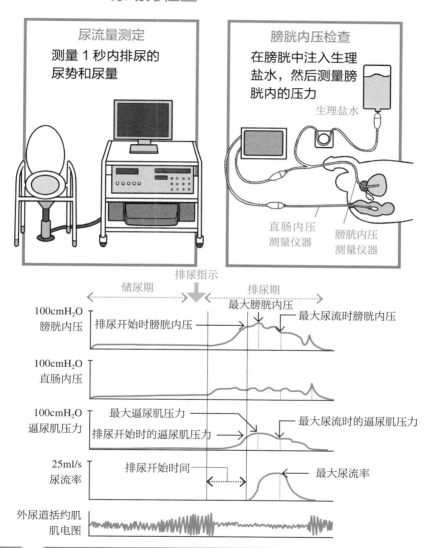

尿流量测定

测量 1 秒内排尿的
尿势和尿量

膀胱内压检查

在膀胱中注入生理
盐水，然后测量膀
胱内的压力

生理盐水

直肠内压
测量仪器

膀胱内压
测量仪器

储尿期 · 排尿指示 · 排尿期

100cmH₂O
膀胱内压

最大膀胱内压

排尿开始时膀胱内压 → 最大尿流时膀胱内压

100cmH₂O
直肠内压

100cmH₂O
逼尿肌压力

最大逼尿肌压力

排尿开始时的逼尿肌压力 → 最大尿流时的逼尿肌压力

25ml/s
尿流率

排尿开始时间 — 最大尿流率

外尿道括约肌
肌电图

要点 使用专业的仪器详细检查排尿的状态

PSA 检查、直肠指检

检测血液中反映前列腺状态的 PSA 检查和用食指由肛门伸入直肠的直肠指检

男性很多泌尿问题是由前列腺肥大引起的。因此，我们一起来看一下如何检查患者是否患有前列腺肥大。

PSA（前列腺特异抗原）是前列腺的细胞分泌的蛋白质。PSA检查为测量血液中PSA的含量，正常值为4纳克/毫升。PSA检查是判断血液中是否含有前列腺癌的肿瘤标志物。但是即便没有患癌症，前列腺炎和前列腺肥大也会导致这项检查测定的数值变高，需要在几周后重新检查。

如果PSA检查显示数值过高，就需要进行直肠指检。指检时，医生会套上医用手套，将食指从肛门插入，直接接触直肠和前列腺进行检查。可以检查前列腺的大小、表面的状态、硬度、是否有疼痛的感觉。在进行这项检查时，如果怀疑前列腺出了问题，那么就需要进行详细的图像检查。

PSA 检查、
直肠指检

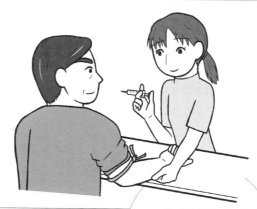

PSA 检查

检测血液中 PSA
（前列腺特异抗原）
的数值

直肠指检

医生通过触诊来判
断前列腺的状态

PSA的正常值为4纳克/毫
升。不仅仅是前列腺癌，
前列腺炎和前列腺肥大也
会使数值变高

直肠指检可以检查
前列腺的大小、表
面的状态、硬度及
是否有疼痛的感觉

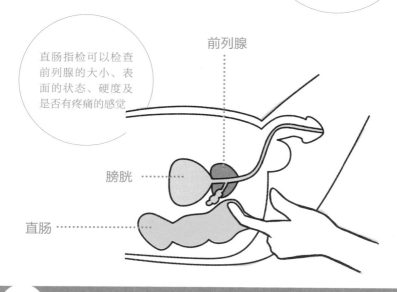

前列腺

膀胱 ⋯⋯

直肠 ⋯⋯

要点 诊断前列腺肥大的初期检查

经直肠前列腺超声检查、前列腺磁共振检查

通过经直肠前列腺超声检查和前列腺磁共振检查可以对前列腺进行详细诊断

为了更加详细了解前列腺的状态，需要进行图像检查。经直肠前列腺超声检查为从肛门向直肠插入棒状的探测仪，来检查前列腺的大小、形状、内部结构等。健康人的前列腺几乎为左右对称的，但是一旦前列腺出现问题的话，就会变得不再对称、歪歪斜斜。另外，前列腺还会变长，无法分辨移行区和外周区。

做前列腺磁共振（MRI）检查时，使用筒状器械，利用核磁共振将体内横截面成像。这项检查可以判断前列腺的肥大程度，检测其大小和形状，判断前列腺肿瘤是良性还是恶性，区分前列腺癌和前列腺肥大。

在PSA（前列腺特异抗原）检查、直肠指检、图像检查的基础上，还可以进行前列腺穿刺活检术。

● 前列腺检查②

经直肠前列腺超声检查、前列腺磁共振（MRI）检查

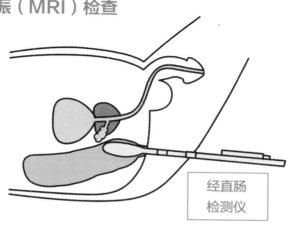

经直肠前列腺超声检查

将探测仪插入直肠内，检查前列腺的大小、形状及内部结构

经直肠检测仪

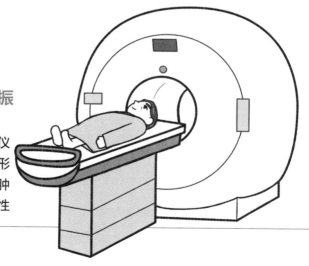

前列腺磁共振检查

使用磁共振检测仪来检查前列腺的形状和大小，判断肿瘤是良性还是恶性

要点 详细检查前列腺肥大的图像检查

前列腺穿刺活检

确诊是前列腺肥大还是前列腺癌的最后一步，前列腺穿刺活检

即便PSA（前列腺特异抗原）检查的数值较高，也不能断定为前列腺癌，也有可能是前列腺肥大和前列腺炎导致的数值上升。在直肠指检和经直肠前列腺超声检查等之后，最终可以确诊前列腺癌的是前列腺穿刺活检。

前列腺穿刺活检时，使用特殊的针头刺破前列腺，并提取前列腺组织，然后使用显微镜确认是否有癌细胞。检查方法：让患者躺在手术台上，双脚打开，在直肠内注入含有麻醉药的胶状药品，之后从肛门插入进行超声检查的器械。先观察前列腺的大小和是否存在歪斜的状况，然后在前列腺的周围注射局部麻醉药，同时在多个部位刺入直径约1毫米的针头，提取前列腺组织。对于年龄大的人来说，如果进行穿刺活检非常危险的话，可以进行前列腺磁共振（MRI）检查。

● 前列腺检查③
前列腺穿刺活检

前列腺穿刺活检
使用特殊的针头采集前列腺细胞，置于显微镜下观察

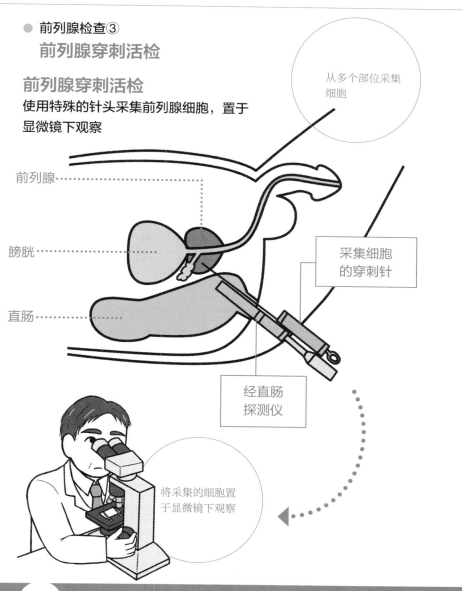

从多个部位采集细胞

前列腺

膀胱

直肠

采集细胞的穿刺针

经直肠探测仪

将采集的细胞置于显微镜下观察

要点 采集前列腺细胞后进在显微镜下行详细的观察

良性胆固醇可以保证
正常的性激素分泌

性激素是以胆固醇为原料，由睾丸、卵巢及肾上腺合成的甾体激素。

提起胆固醇，很多人可能会立刻想起恶性胆固醇，觉得摄入胆固醇对身体有百害而无一利。

恶性胆固醇即低密度脂蛋白（LDL）胆固醇，是指从肝脏向身体需要胆固醇的部位搬运过多胆固醇的状态。当身体对胆固醇的调节能力减弱时，胆固醇含量就会急剧上升，进入血管壁，使血管变硬，诱发动脉硬化。

体内的良性胆固醇即高密度脂蛋白（HDL）胆固醇含量增加，调节胆固醇的能力就会提高，顺畅地进入血液，成为身体的能量，是合成正常的性激素所不可缺少的物质。

每天做30分钟的运动及食用高膳食纤维的食物可以增加体内良性胆固醇的含量。

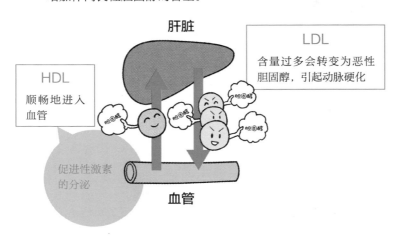

肝脏

LDL
含量过多会转变为恶性
胆固醇，引起动脉硬化

HDL
顺畅地进入
血管

促进性激素
的分泌

血管

第 **6** 章

泌尿问题的治疗方法

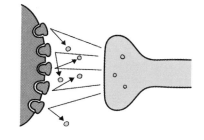

泌尿问题有哪些治疗方法

　　前面已经介绍了确诊泌尿问题所需要的检查，接下来我们来看一下如何治疗泌尿问题。

　　有压力性尿失禁及急迫性尿失禁（膀胱过度活动症）的人可以写排尿日记，做盆底肌体操。然后就是药物治疗。如果药物无法缓解症状，对生活依旧造成影响，那么就需要进行比较彻底的手术治疗。对于压力性尿失禁来说，患者也可以选择激光手术治疗。

　　作为更年期综合征之一的老年性阴道炎，治疗时可以补充雌性激素。而对于尿道障碍、膀胱的传入神经受损导致的溢流性尿失禁来说，可以指导患者自己在日常生活中进行间歇性导尿。即便泌尿系统没有任何问题，跌伤及疾病引起的步行困难和认知症等也可能诱发功能性尿失禁，需要给照护人员培训排尿方面的相关照护方式。

　　对于男性特有的前列腺肥大诱发的尿失禁来说，可以进行药物治疗，对一些症状作出诊断后进行手术治疗。

另外，男女患者都可以根据自身的体质和泌尿问题的症状，服用中药。

在治疗泌尿问题的过程中，为了预防术后病情恶化或复发，患者自身的日常护理非常重要。

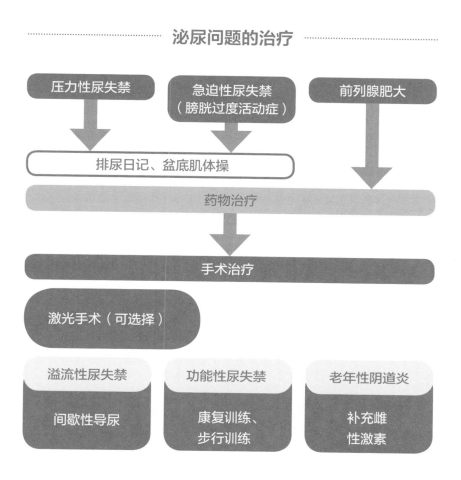

泌尿问题的治疗

β_2 受体激动药

兴奋尿道括约肌的药物可以治疗压力性尿失禁

　　患压力性尿失禁后，腹压增加会对膀胱产生强大的压力，尿道括约肌无法承受这种压力，导致出现漏尿的情况。药物治疗时，可以使用盐酸克伦特罗。这种药物可以增强具有关闭尿道作用的尿道括约肌的力量，起到防止漏尿的作用。

　　在人体正常活动不可缺少的自主神经中，尿道括约肌的 β_2 受体可以接收大脑命令，使交感神经发挥作用。而这种药物则可以兴奋 β_2 受体。

　　盐酸克伦特罗可以用于治疗哮喘和支气管炎，此药有扩张支气管的作用，可以导致血压上升，患有高血压、心脏病、甲状腺功能亢进症、糖尿病的人如果过量服用此药，就可能会导致病情恶化，因此服药时要慎重。患有这些疾病的人一定要告诉医生，然后再开具相应的处方药。

　　在服用盐酸克伦特罗的过程中，如果出现了心悸、手脚颤抖、头痛、失眠、恶心等不良反应，一定要尽快咨询主治医生。

压力性尿失禁的药物治疗

β₂ 受体激动药

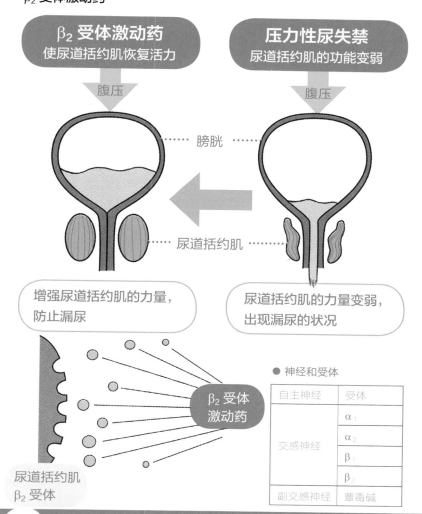

	β₂ 受体激动药	压力性尿失禁
	使尿道括约肌恢复活力	尿道括约肌的功能变弱

腹压   腹压

膀胱

尿道括约肌

增强尿道括约肌的力量，防止漏尿

尿道括约肌的力量变弱，出现漏尿的状况

β₂ 受体激动药

尿道括约肌 β₂ 受体

● 神经和受体

自主神经	受体
交感神经	α_1
	α_2
	β_1
	β_2
副交感神经	蕈毒碱

要点 治疗压力性尿失禁的 β₂ 受体激动药

抗胆碱能药、β_3 受体激动药

抑制膀胱收缩的药物和增加膀胱容量的药物可以治疗急迫性尿失禁

治疗急迫性尿失禁的药物包括抗胆碱能药和β_3受体激动药。

抗胆碱能药可以抑制使膀胱收缩，释放副交感神经的神经传递物质乙酰胆碱过度释放，缓解膀胱的紧张状态，减轻尿频和出现急迫尿意的症状。

虽然感冒药和催眠药中也会含有这种药物成分，但是现在还并没有否定长期服用此种药物会诱发阿尔兹海默症的可能，因此将其定为处方药的选择不断增加。虽然为了减轻不良反应，将其制成了贴剂，但是还需要慎重使用。常见的不良反应有口干舌燥及便秘。

β_3受体激动药在抗胆碱能药之后被开发出来，可以刺激膀胱平滑肌的β_3肾上腺素受体，增加膀胱的储尿量。对于有心律不齐症状的心脏病患者来说，服用此药会加快心跳次数，因此需要多加注意。另外，还可能会导致排尿排便困难。

● 压力性、急迫性尿失禁的药物治疗②

急迫性尿失禁的药物治疗
抗胆碱能药物、β₃ 受体激动药

抗胆碱能药物	β₃ 受体激动药
抑制膀胱收缩	增加膀胱的容量

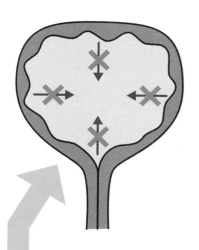

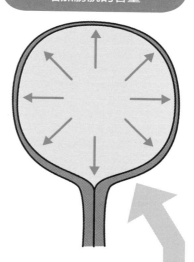

抑制过度释放神经传递物质乙酰胆碱，避免膀胱过度反应

刺激膀胱平滑肌的 β₃ 肾上腺素受体，增加膀胱的储尿量

要点 进行药物治疗时，要注意药物的不良反应

中药

中药可以提高身体的治愈能力、改善体质

　　中药是一类可以提高患者身体的治愈能力、改善体质的处方药。治疗压力性尿失禁和急迫性尿失禁的代表性中药为猪苓汤和清心莲子汤，对尿路有清热消肿，改善尿频、排尿疼痛、残尿感等症状的功效。

　　当归芍药散可以改善贫血、调节内分泌，还可以用来治疗疲惫、体寒、生理期前后身体不适、水肿、头痛、眩晕、肩膀酸痛等症状。

　　加味逍遥散除了有让身体温热的功能外，还可以缓解头部充血，为上半身起到清热的效果，此外，对于手脚冰冷、头部充血、倦怠感、失眠、神经症状等自主神经失调症状有一定的效果。

　　八味地黄丸适用于脚和腰部的疼痛、麻木，肾脏及生殖器的功能衰退，皮肤干燥引起的瘙痒、湿疹，前列腺肥大，糖尿病等。

　　另外，牛车肾气丸可以缓解伴随下半身体寒、排尿次数增加及尿量减少、水肿的前列腺肥大，以及糖尿病。

● 压力性、急迫性尿失禁的药物治疗③

中药

具有代表性的药物

猪苓汤　清心莲子汤

可以改善尿频、排尿疼痛、残尿感等症状

当归芍药散

改善贫血，调节
内分泌

八味地黄丸

改善下半身功能
衰退

加味逍遥散

清除上半身的
燥热

牛车肾气丸

使体内水分循环
更加顺畅

提高身体的治愈能力，改善体质

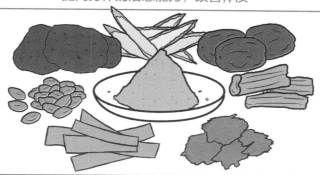

要点 中药也会有不良反应，因此一定要谨遵医嘱

雌激素补充法

补充雌性激素可以恢复更年期降低的阴道自洁能力

进入更年期的女性，卵巢分泌的雌激素减少，阴道的自洁能力减弱，微生物变得更加容易繁殖，出现老年性阴道炎的症状。

阴道壁的黏膜在雌性激素和少量雄性激素的作用下发挥功能，即便闭经后的十几年，厚度也能保持年轻时的2/3。但是，因为雌性激素含量不足，阴道失去了弹力，湿润度下降，阴道分泌液体减少，黏膜渐渐变薄。因此，阴道容易变得干燥瘙痒，温度上升，性交时会感到疼痛，容易感染疾病。

大部分女性闭经后都会出现这样的情况，有的人会在意，但有的人却毫不在意。可以使用阴道健康指数来作出诊断。

治疗老年性阴道炎，可以使用雌性激素补充剂的口服剂、贴剂及插入阴道的药剂。对于因为大肠杆菌繁殖引起的细菌性阴道炎来说，需要向阴道内注射短则3~7天、长则2周的药剂。对于老年性阴道炎来说，需要进行3个月左右的药物治疗。

● 老年性阴道炎的治疗
雌激素补充法

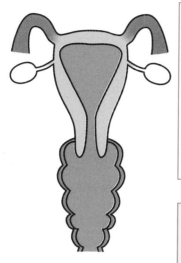

与女性雌激素的水平相关的
阴道自洁能力

> 更年期
> 雌性激素分泌减少

阴道黏膜变薄
干燥、瘙痒、发热、性交疼痛、感染症

雌性激素补充疗法
雌激素的口服剂、贴剂、插入阴道使用的药剂

阴道健康指数（VHS）

分数 项目	1	2	3	4
弹力	没有	极差	普通	和成熟期的女性相同
湿润程度	没有	有一点	中等程度	和成熟期的女性相同
pH值	7	6	5	4以下
黏膜	有点状出血	轻微接触就会出血	薄	和成熟期的女性相同
分泌液	无	贫乏	虽然很少但是可以覆盖整个表面	正常量

要点 补充雌激素，恢复阴道的自洁能力

溢流性尿失禁的治疗包括病因治疗、药物治疗及间歇性导尿

　　盆腔脏器脱垂（女性）、前列腺肥大（男性）、脑出血、脑梗死、脊椎损伤等原因损害尿路，即便有尿意也难以排尿，慢慢地尿液集中在膀胱内，从尿道慢慢向外漏出的疾病称为溢流性尿失禁。

　　治疗时，首先需要治疗诱发溢流性尿失禁的疾病（病因治疗）。如果有需要的话，还可以使用一定的药物，另外，如果出现溢流性尿失禁的症状，需要将导尿管插入膀胱内进行间歇性导尿。

　　间歇性导尿是患者自己通过从尿道插入膀胱内导尿管将尿液排出体外的一种排泄方式。对于患者来说，虽然每天需要多次使用间歇性导尿的器具将尿液排出体外，非常繁琐，但是通过定期排尿，将尿液快速排出体外，可以预防因为积存尿液诱发的尿路感染，起到保护肾功能的作用。

- 溢流性尿失禁的治疗

间歇性导尿

患者自己通过从尿道插入膀胱内导尿管将尿液排出体外

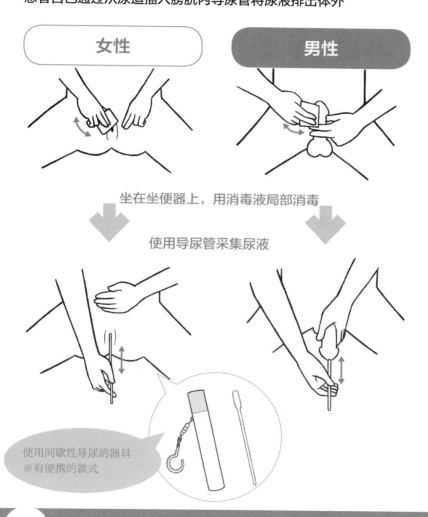

女性

男性

坐在坐便器上，用消毒液局部消毒

使用导尿管采集尿液

使用间歇性导尿的器具
※有便携的款式

要点 间歇性导尿可以防止溢流性尿失禁和尿路感染

功能性尿失禁患者的如厕照护
非常重要

　　除了尿道、膀胱、直肠等泌尿器官出现问题以外，如果维持行走功能的脚和腰出现问题（运动功能衰退），或者因为认知症等精神障碍导致身体的运动功能出现问题，也会诱发功能性尿失禁。另外，距离厕所太远这样的环境，也会导致尿失禁。

　　如果是某些病痛或认知症等原因导致功能性尿失禁的话，一定要优先治疗疾病。如果患者再上了年纪，这两种原因相结合会导致病情变得更加复杂。因此，需要周围的人能够理解这种病情，然后细心照护。

　　如果患者运动能力较差，需要清楚地找到患者在排泄过程中哪个环节出现了问题。如果患者是因为精神障碍导致的功能性尿失禁，需要判断患者现在仍然具备的判断力和认知能力，然后一边照护患者，一边优先让患者做自己能做到的事情。

● **功能性尿失禁的治疗**

基本的就是要治疗诱发功能性尿失禁的疾病

● **运动功能低下的应对方法**

①**功能恢复训练（康复训练）**

　　进行疼痛治疗和肌肉训练等

②**练习上厕所的动作**

　　尽可能帮助患者练习坐着和站着的动作

③**学习照护方法**

　　从专业的医生那里寻求合适的照护方法

④**整顿居住环境**

　　整顿卫生间周围的环境

⑤**使用辅助用具**

　　使用可以帮助手脚活动的用具

⑥**利用社会福利制度**

　　灵活运用当地的社会福利制度

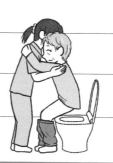

● **精神障碍的应对方法**

①**发现患者想要去厕所时释放的信号**

　　当患者释放出想要自己去厕所的信号时，引导他去厕所

②**让患者清楚地知道厕所的位置**

　　让患者清楚地知道厕所的位置，并且带他去厕所

③**为患者穿着上厕所时容易脱下来的衣服**

　　穿纽扣在同一位置的衣服等穿脱比较容易的衣服

④**让患者知道便器的使用方法**

　　如果患者不知道便器的使用方法，告诉他怎么用

⑤**确认患者是否能自己完成如厕的整个过程**

　　如果患者忘记擦屁股或用水冲洗的话，就帮他完成

 要点 **如果患者有自己能做到的事情，一定要积极地表扬他**

女性　盆底重建手术

TVT、TOT 手术

用人工吊带支撑尿道治疗压力性尿失禁的两种手术方法

　　治疗压力性尿失禁的方法有通过训练盆底肌来强化骨盆底的力量和药物治疗。然而当这些方法起不到效果时，还可以通过手术来治疗。一般来说，常使用的手术方法有经阴道无张力吊带术（Tension-free Vaginal Tape，TVT）和经闭孔无张力尿道中段吊带术（Trans-Obturator Tape，TOT）。

　　TVT手术为，进行局部麻醉后，在阴道和左右下腹部切开小口，在尿道内侧植入U型的人工吊带，让尿道变得更加稳定。这种手术虽说并发症很少，但是还是会对骨盆内的血管和肠道造成一定的损伤，因此需要充分理解医生的说明后，再进行手术。

　　TOT手术和TVT手术一样，也是使用人工吊带支撑尿道，但是手术的位置不一样。TOT手术是在阴道和左右大腿内侧根部开一个小口，从骨盆闭孔向坐骨内侧植入V形的人工吊带。在吊带通过的位置很少有能够引起并发症的内脏器官，因此比起TVT手术来说，安全性更高。

　　手术所需的时间为30分钟左右，因此可以当天出院。

● 盆底重建手术

TVT、TOT 手术

为了防止腹部压力导致的漏尿，插入支撑尿道的人工吊带

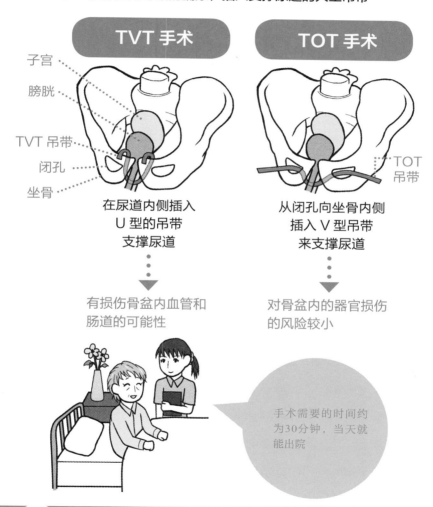

TVT 手术

子宫
膀胱
TVT 吊带
闭孔
坐骨

在尿道内侧插入
U 型的吊带
支撑尿道

有损伤骨盆内血管和
肠道的可能性

TOT 手术

TOT 吊带

从闭孔向坐骨内侧
插入 V 型吊带
来支撑尿道

对骨盆内的器官损伤
的风险较小

手术需要的时间约
为30分钟，当天就
能出院

要点 一般来说，治疗压力性尿失禁有两种手术方法

TVM 手术

植入网状纱布修复骨盆底的盆腔脏器脱垂手术

大多数女性出现泌尿问题都是因为盆底肌松弛。盆底肌松弛不断恶化，骨盆内的器官就会从阴道脱垂至体外，如果无法改善泌尿问题的话，就需要进行外科手术。

以往的盆腔脏器脱垂手术，如摘除子宫，缝合子宫和膀胱周围的肌肉和韧带使其变得更紧，或者将器官缝合至阴道壁，都会对患者的身体造成极大的负担，而且复发率为20%~30%。

最近出现了一种经阴道植入网片手术（Trans-Vaginal Mesh，TVM），使用对人体无害的材料，在骨盆底部植入一个吊网状的纱布，使已经减退的骨盆底部恢复力量，达到修复盆腔脏器脱垂的作用。TVM手术和经阴道无张力吊带术（Tension-free Vaginal Tape，TVT）和经闭孔无张力尿道中段吊带术（Trans-Obturator Tape，TOT）一样，都是盆腔脏器脱垂手术。

比起过去的手术方法，TVM手术复发率低，约为10%，但是也会出现放置纱布的部分糜烂、纱布从阴道漏出等问题，因此要充分理解其优点和缺点后，再做决定。

● 盆腔脏器脱垂手术

TVM 手术

植入网状纱布修复骨盆底部

阴道前网

闭孔

阴道后网

直肠

子宫

膀胱

阴道

如果是膀胱脱垂，在阴道前方放置网状纱布

如果是子宫脱垂或直肠脱垂，在阴道后方放置网状纱布

手术方法

- 进行腰椎麻醉或全身麻醉
- 手术时间大概为60~90分钟
- 可以当天出院也可以在医院住一晚

并发症

- ◆ 出血 ◆ 膀胱、直肠损伤
- ◆ 从阴道壁漏出纱布
- ◆ 尿失禁、排尿障碍……

改善膀胱脱垂后，出现压力性尿失禁的症状，这可能是因为放置的网状纱布过多，因此最好事先放置最低限度的网状纱布比较好

要点 了解 TVM 手术的优点和缺点，选择手术方法

激光手术

使用最新的激光机器治疗
对患者身体负担较小

　　激光手术是一项治疗压力性尿失禁的最新技术，然而配置激光机器的医院数量有限。

　　和以往的激光手术一样，不开刀，也不会留下伤口，因此对人体的负担极小，但是，日本在2016年之前这种手术不可以使用医保，费用需要自己负担，根据医院的不同，收费不一样。

　　手术时，从阴道口插入发射激光的棒状物，用激光照射阴道内部和尿道，让细胞组织恢复活力，再生的肌肉达到支撑尿道的作用。

　　在阴道口涂抹麻醉膏或者胶体，手术时间约15分钟。术后消肿、恢复体力需要约3天的时间。术后的2~3年肌肉会再次衰退，因此需要再进行手术，比起需要携带一生的纱布来说，这种方法非常安全。

● 压力性尿失禁手术

激光手术

用激光照射阴道内侧和尿道，促进肌肉再生，起到支撑尿道的作用

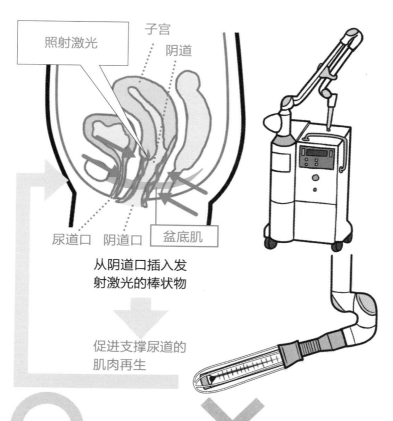

照射激光

子宫

阴道

尿道口　阴道口　盆底肌

从阴道口插入发射激光的棒状物

促进支撑尿道的肌肉再生

● 不开刀，对身体伤害较小
● 手术时间短，约15分钟
● 术后3天即可恢复

✕
● 配置激光机器的医院较少
● 手术费用自己承担，非常昂贵
● 手术效果只能维持2~3年

要点 激光手术对身体的伤害较小，费用需要自己承担

需要根据患者的年龄、健康状况、生活方式选择合适的治疗尿失禁的手术

这10年间，压力性尿失禁和盆腔脏器脱垂等女性泌尿系统相关的手术飞速发展。

有怀孕计划的女性应该避开经阴道无张力吊带术（Tension-free Vaginal Tape，TVT）和经闭孔无张力尿道中段吊带术（Trans-Obturator Tape，TOT）。这是因为人工吊带会影响怀孕和分娩。

同样，对于有怀孕计划的女性来说，经阴道植入网片手术（Trans-Vaginal Mesh，TVM）可能会导致在怀孕和分娩的过程中出现感染的症状。对于年龄较大的女性来说，如果因为哮喘和风湿正在服用免疫抑制药，网状纱布也很容易引起一些问题。

第179页的圆形图是我2015年度主刀的297起尿失禁、盆腔脏器脱垂手术的详细情况。很多患者，会根据自己的生活方式来选择手术方法。

手术会影响到人的一生，所以越来越多人开始选择对身体影响最小的一种。

● 手术方法的选择

2015 年度当天出院的 297 例手术的详细情况

在日本激光手术从 2016 年开始纳入医保系统，因此只分析可以使用医保的手术。根据这个图我们可以看出，不使用纱布的手术可以充分改善生活。

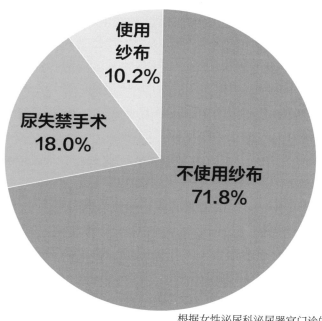

根据女性泌尿科泌尿器官门诊的数据整理

如果患者年龄较大

身体可能无法进行使用纱布的手术

必须使用纱布的情况

进行放置最少的纱布手术

 要点 最重要的是根据自己的生活习惯来选择手术的方法

α_1 受体阻断药、5 型磷酸二酯酶抑制药

α_1 受体阻断药、5 型磷酸二酯酶抑制药可以治疗由神经紧张引起的尿道压迫

前列腺肥大导致尿液流动障碍的原因主要有两个：一是交感神经和副交感神经的运动可以控制前列腺肌肉收缩和舒张；二是本身前列腺肥大就会压迫尿道，导致尿液流通不畅。因此，为了解决诱发这两种排尿障碍的原因，可以使用两种类型的药物。

α_1 受体阻断药可以使紧张的前列腺肌肉变得松弛，让尿液通过变得更加容易。这类药物富含可以阻断前列腺平滑肌的 α_1 受体、接收交感神经释放出的肌肉收缩命令的物质。不良反应有眩晕、腹泻等。

5 型磷酸二酯酶（PDE5）抑制药（※）是一种新药，可以让根据副交感神经的命令产生的，能够让前列腺平滑肌缓慢运动的 cGMP 更加活跃，可以抑制有分解 cGMP 的 PDE5 发挥功能，使cGMP 更加活跃，以此来改善尿路问题。但是每次开药时，需要测量每次的残尿量。

※PDE5抑制药最初是治疗阳痿的药物，后来确认其有治疗前列腺肥大的效果。

● 前列腺肥大的药物治疗①

α_1 受体阻断药、5 型磷酸二酯酶抑制药

抑制交感神经及副交感神经发挥作用

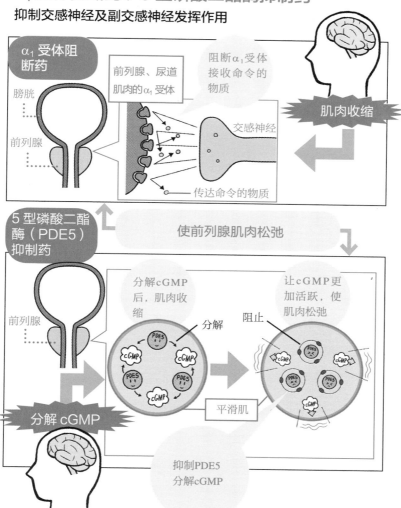

α_1 受体阻断药

前列腺、尿道肌肉的 α_1 受体

阻断 α_1 受体接收命令的物质

肌肉收缩

膀胱

前列腺

交感神经

传达命令的物质

5 型磷酸二酯酶（PDE5）抑制药

使前列腺肌肉松弛

前列腺

分解cGMP后，肌肉收缩

分解

让cGMP更加活跃，使肌肉松弛

阻止

平滑肌

分解 cGMP

抑制PDE5分解cGMP

要点 使用药物抑制神经活动，使尿道肌肉变得松弛

5α还原酶抑制药、抗雄激素药

5α还原酶抑制药、抗雄激素药可以缩小前列腺、保护尿路

下面一起来看一下，什么药物可以改善前列腺肥大压迫尿道的症状。

雄激素进入前列腺细胞后，在5α还原酶的作用下，转化为二氢睾酮，使前列腺细胞不断增殖。5α还原酶抑制药可以抑制促使前列腺细胞增殖的5α还原酶发挥作用，从而使前列腺变小，减轻其对尿道的压迫。一般服用6个月后，就会看到效果，可以使前列腺缩小25%~35%，因此对前列腺肥大很有效果。当服用α_1受体阻断药效果不明显时，可以同时服用5α还原酶抑制药。

抗雄激素药可以抑制睾丸生成雄激素，抑制雄激素进入前列腺细胞，使肥大的前列腺体积缩小，尿液更加畅通。但是，和5α还原酶抑制药不同，抗雄激素药会产生无法勃起、性欲低下等不良反应。

不管哪种药物，服用时，PSA（前列腺特异抗原）值都会降低，因此必须观察。

● 前列腺肥大的药物治疗②

5α 还原酶抑制药、抗雄激素药

抑制使前列腺变得肥大的酶发挥作用

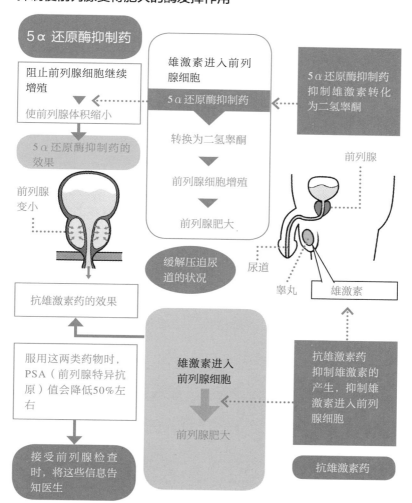

5α 还原酶抑制药

阻止前列腺细胞继续增殖

▼

使前列腺体积缩小

5α 还原酶抑制药的效果

前列腺变小

抗雄激素药的效果

服用这两类药物时，PSA（前列腺特异抗原）值会降低50%左右

接受前列腺检查时，将这些信息告知医生

雄激素进入前列腺细胞

5α 还原酶抑制药

转换为二氢睾酮

▼

前列腺细胞增殖

▼

前列腺肥大

缓解压迫尿道的状况

雄激素进入前列腺细胞

前列腺肥大

5α 还原酶抑制药抑制雄激素转化为二氢睾酮

前列腺

尿道

睾丸

雄激素

抗雄激素药抑制雄激素的产生，抑制雄激素进入前列腺细胞

抗雄激素药

要点 使用药物抑制雄激素的作用，缩小前列腺的体积

HoLEP 术和 TUR-P 术

前列腺肥大的主要内视镜手术有 HoLEP 术和 TUR-P 术

前列腺肥大患者如果药物治疗没有效果，可以进行手术治疗。一般来说，手术时，通过尿道插入内视镜，然后将肥大的前列腺取出。具有代表性的内视镜手术有钬激光前列腺剜除术（HoLEP术）和经尿道前列腺切除术（TUR-P术）。

钬激光前列腺剜除术为从尿道插入内视镜，用激光照射前列腺肥大的内腺和外腺的分界线，然后将内腺摘除。摘除的部分在膀胱内搅碎，吸出体外。HoLEP术对于前列腺肥大非常有效，但是手术中途不能中断，是现在运用最多的标准手术方式。

经尿道前列腺切除术为从尿道插入内视镜，内视镜最前端的环圈释放电流，从尿道这一侧慢慢切掉肥大的前列腺。虽然现在也在使用TUR-P术，但这是过去的手术方式，现在用的是改良的TUR-P术。

● 前列腺肥大的手术①

HoLEP 术和 TUR-P 术

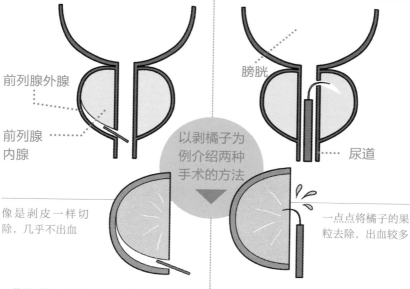

钬激光前列腺剜除术
（HoLEP 术）
**用激光照射前列腺内腺
与外腺的交界处**

经尿道前列腺切除术
（TUR-P 术）
**使用电动手术刀一点点
切掉前列腺的内腺**

前列腺外腺

前列腺
内腺

膀胱

尿道

以剥橘子为
例介绍两种
手术的方法

像是剥皮一样切
除，几乎不出血

一点点将橘子的果
粒去除，出血较多

◆住院时间：从当天出院到住院5天左右
优点
　◆ 安全性高
　◆ 出血较少，疼痛少
　◆ 复发可能性低
　◆ 可以治疗200克以下的前列腺肥大
　◆ 不需要输血准备
缺点
　◆ 有些医院可能没有这种手术仪器

◆住院时间：一般为7~10天
优点
　◆ 很多医院使用这种手术方式
　◆ 立马就可以感觉到效果
缺点
　◆ 虽然复发的可能性较小，但是风险
　　高于HoLEP术
　◆ 可以治疗80克以下的前列腺肥大
　◆ 可能需要输血（有改良的手术方法）

要点 **最常用的治疗前列腺肥大的手术方式是
HoLEP 术和 TUR-P 术**

绿激光 PVP 术、尿道支架植入术

使用激光的 PVP 术和保留尿路的尿道支架植入术

　　绿激光PVP术为在尿道内插入特殊的传感器，在肥大的前列腺内腺和外腺交界处照射绿色的激光来切除内腺的手术。绿激光PVP术当天即可出院，在日本已纳入医保体系，因此在日本已经普及，而且补充了钬激光前列腺剜除术的不足，是一项标准的手术。近年来出现了许多新的激光，从绿色激光到铥激光都有。

　　对于前列腺肥大引起的尿闭，如果患者因为年龄较大，有严重的疾病无法进行手术的话，可以选择保护尿路的尿道支架植入术。进行局部麻醉后，从尿道出口注入造影剂，用X线测量尿道的长度，然后决定植入支架的位置。插入适合患者尿道的支架后，就可以确认尿液流通的状况，手术时长约30分钟。

● 前列腺肥大的手术②
绿激光 PVP 术
用激光照射前列腺肥大的部分

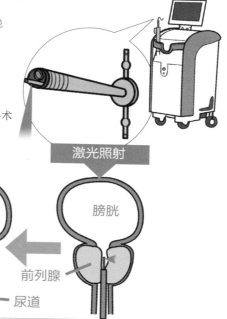

◆住院时间：当天出院或住院一晚
优点
◆安全性高（与HoLEP术相同）
◆出血较少，疼痛少
◆复发的可能性低
◆不需要输血
◆有心脏及脑部疾病的人也能做手术
缺点
◆有的医院可能没有这种机器
◆前列腺癌无法进行这种手术

激光照射

膀胱

前列腺变小

前列腺

尿道

＊ 尿道支架植入法

如果无法进行手术，可以保留尿路

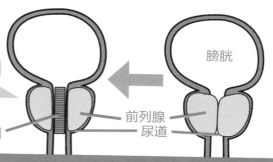

患有尿闭、重症疾病及高龄患者可能无法进行手术

膀胱

扩展尿道的线圈

前列腺
尿道

要点 针对不同的症状，选择合适的手术方式

为了预防疾病复发，术后的生活护理很重要

做压力性尿失禁和前列腺肥大的手术后，有一些需要注意的事情。

根据患者术后的症状和手术方法，身体恢复到原来的程度一般需要2~4周。但是，术后2~3个月的时间，要避免提重物以免下腹部受到压力，剧烈运动和长期旅行等也会给身体造成负担，因此这一段时间内，要尽量避免。

有慢性便秘的患者，排便时会使腹压增大，因此，要多吃便于排便的食物。为了预防疾病复发，做盆底肌体操（参见第101页）也十分有效。

术后，体力会全面下降，身体免疫力降低，因此，为了预防尿路细菌感染，让尿路循环更加顺畅，每天需要喝5~6杯水。另外，为了预防疾病复发，术后需要定期检查身体。

● 手术后的生活
术后 2~3 个月要注意生活护理

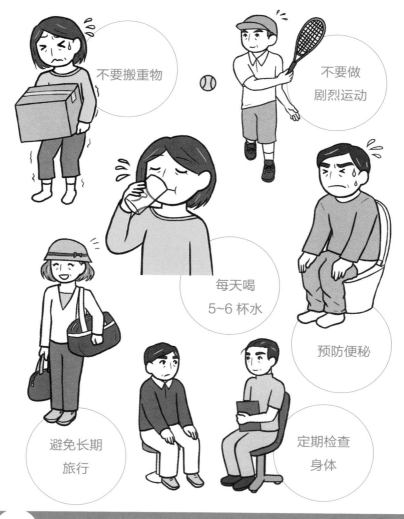

不要搬重物

不要做
剧烈运动

每天喝
5~6 杯水

预防便秘

避免长期
旅行

定期检查
身体

要点 为了达到改善症状的效果，要注意术后的生活护理

和同伴一起度过愉快的时光
会促进性激素分泌

美国埃默里大学男女越野滑雪队的成员得出了这样一个实验结果。他们在2010年和2011年的大学对抗选拔赛时，为了了解练习前升温活动前后，以及达成目标之后的激素是否发生变化，采集了成员的唾液进行测量。测量结果为，升温活动前后，成员唾液中的性激素含量增加，在2次比赛中，使雄激素和血糖值上升的皮质醇也大幅增加。

测定结果表明，大家一起努力，拥有共同享受竞赛乐趣的人，会促进体内性激素的分泌。

性激素对维持人体健康有着非常重要的作用，有同样兴趣爱好的同伴一起度过愉快的时间可能会促进性激素自然分泌。

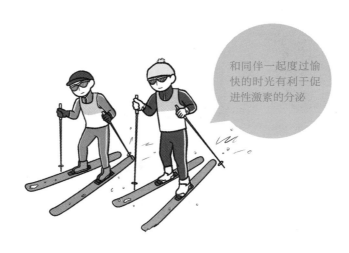

和同伴一起度过愉快的时光有利于促进性激素的分泌

第 **7** 章

泌尿问题的改善方法

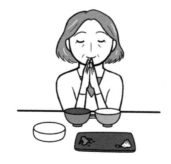

预防代谢综合征

"一无、二少、三多"可以改善使泌尿问题恶化的生活习惯疾病

很多人到中年以后会同时出现内脏脂肪型肥胖、高血压、糖尿病、血脂异常等生活习惯疾病，储存在体内的脂肪会压迫骨盆内的内脏器官，成为产生泌尿问题的原因。

内脏脂肪型肥胖（代谢综合征）为代表的生活习惯疾病是由于长期不良生活习惯引起的疾病的总称。例如，饮食不规律、运动不足、饮酒、吸烟、睡眠不足、压力大等不良生活习惯。

日本厚生劳动省推荐的21世纪国民维持健康运动"健康日本21"中，提到了"一无、二少、三多"的方法，来预防生活习惯疾病。"一无"是戒烟，"二少"是少吃、少饮酒，"三多"是多活动、多休息、多接触人和事物。

"一无、二少、三多"的生活习惯不仅可以改善漏尿的症状，还可以预防生活习惯疾病。

内脏脂肪型肥胖→生活习惯疾病

饮食、运动、饮酒、吸烟、睡眠、压力等方面，长期养成不良的生活习惯

也会成为引起泌尿问题的原因

预防生活习惯疾病的"一无、二少、三多"

一无　戒烟

香烟危害身体的三种物质
尼古丁、焦油、一氧化碳

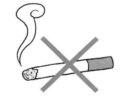

二少　少吃、少饮酒

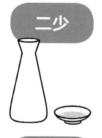

少吃　"吃饭八分饱，医生远离我"
注意饮食方式，切勿暴饮暴食
少饮酒　"酒虽是百药之长，但也是万病之源"

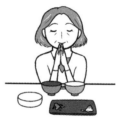

三多

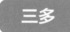

多动、多休息、多接触

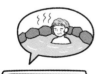

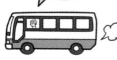

多动　"2条腿就是2个医生"
每天运动30分钟
多休息　"高质量的睡眠可以消除疲劳、缓解压力"
每天睡眠6~7小时
每个月休息6天
多接触　"多接触人和事物，让生活充满新意"
过有趣且有目标的生活

摄取水分的方法

一天形成 1500 毫升尿液喝多少水合适呢

　　虽然构成人体的物质中，约60%是水分，但是只要有5%水分不足的话，就会出现头痛、体温上升、心跳加快等症状，对于每天呆在可以调节温度的室内、不怎么出汗、排尿量也少的人来说，建议通过补充水分来增加排尿量。

　　但是，摄入水分过多的话，会给肾脏造成负担，无法很好地处理身体内部的废弃物质，身体也会变得容易疲劳、水肿。

　　每天，人体排出的水分为：尿液约1500毫升，粪便约300毫升，汗液和呼吸约700毫升，合计约2500毫升。从食物中摄取的水分约为1000毫升，体内代谢产生的水分约200毫升，因此每天必须通过饮品补充约1300毫升的水。

　　一次性过量饮水后，过剩的水分会给胃造成巨大的负担，稀释胃液，引起消化不良。因此每次摄取200毫升水分即可。

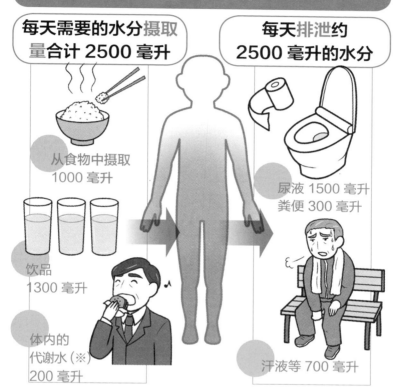

喝多少水合适呢？

每天需要的水分摄取量合计 2500 毫升

从食物中摄取 1000 毫升

饮品 1300 毫升

体内的代谢水（※）200 毫升

每天排泄约 2500 毫升的水分

尿液 1500 毫升
粪便 300 毫升

汗液等 700 毫升

※代谢水：从食物中摄取的营养物质经过代谢后产生的水分

一天中喝水的时间

1. 早上起床后，喝 200 毫升的水

2. 早饭、午饭、晚饭时，除去从食物中摄取的水分外，各喝 100 毫升水

3. 工作中喝 200~400 毫升水

4. 洗澡前和洗澡后各喝 200 毫升水

※上面的饮水量以有运动量为前提，对于不怎么运动的老年人来说，为了使排尿量达到1500毫升，需要调节饮水量。

便秘的种类及预防

便秘指排便次数少或者粪便积存在体内。便秘后，膨胀的肠道压迫骨盆内部，会导致泌尿问题恶化。

便秘大致分为两种，肠道功能衰退的功能性便秘和肠道疾病引起的器质性便秘。上了年纪的人及有分娩经历的人经常出现功能性便秘。肠道肌肉输送粪便的功能衰退可引起迟缓性便秘。自主神经功能紊乱导致肠道输送粪便的功能增强，从而引起腹泻和便秘交替出现的痉挛性便秘。在忍耐便意的过程中，即便粪便在直肠中，也无法感受到便意，从而引起直肠性便秘。在这其中，日常生活中出现的便秘约2/3是弛缓性便秘。

便秘的原因有很多，包括饮食、生活不规律，膳食纤维、水分、脂肪摄取不足，精神压力，灌肠和乱用通便的药剂，即便有便意也因为工作的原因不能排便等。

想要预防便秘，就需要注意饮食，摄取适当的水分、脂肪，进行适度的运动。

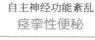

便秘的
种类

肠道蠕动功能衰退
功能性便秘

肠道疾病
器质性便秘

肠道肌肉衰退
弛缓性便秘

自主神经功能紊乱
痉挛性便秘

无法感受到便意
直肠性便秘

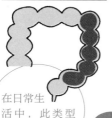 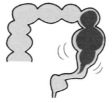 

在日常生活中，此类型的便秘约占2/3

预防便秘的饮食习惯
吃什么样的食物好呢

富含膳食纤维的食物

蘑菇、黄绿色蔬菜、牛蒡、蜂斗叶、大豆、羊栖菜、胡卢干、晒干的萝卜片、带胚芽的大米、玄米等

**在肠道内产生
气体的食物**

豆类、薯类、南瓜、栗子等

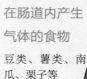

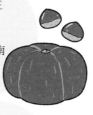

酸味食物

菠萝、草莓、苹果、牛奶、酸奶、加州梅、梅干等

摄取适量的脂肪

脂肪酸会刺激大肠

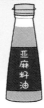

摄取适量的水分

每天约1300毫升

快速入睡的入浴法

怎样泡澡才有利于
快速入睡

泡澡可以缓解一天的疲劳，让身体保持一定温度，改善泌尿问题。

泡澡有三大作用：温热作用，可以加速全身的血液流通；水压作用，可以让心脏跳得更快，提高心肺功能；浮力作用，泡澡时体重只有平时的1/10，因此可以减轻对肌肉和关节的负担。

另外，泡澡后体温上升，而当温度降下来的时候，就会产生困意。为了泡澡后体温降低的程度达到熟睡的效果，泡澡水如果温度太低（36~38摄氏度），泡澡后体温几乎没有变化的话，则没有任何效果，反之如果水温过高，高于42摄氏度，体温上升过高，大脑变得非常清醒，反而会失眠。因此，用40摄氏度左右的水，睡前1小时以上泡澡最好。且泡澡时间控制在15~30分钟，如果泡澡后直接睡觉，被子会使体温保持不下降，丧失睡意。

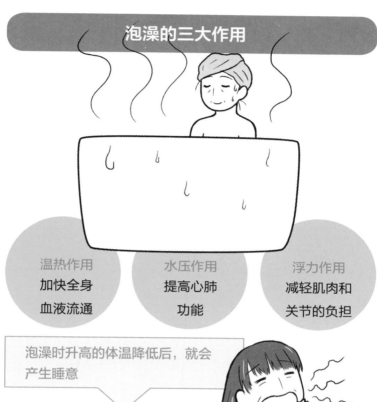

泡澡的三大作用

温热作用
加快全身
血液流通

水压作用
提高心肺
功能

浮力作用
减轻肌肉和
关节的负担

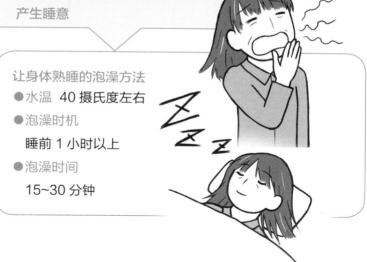

泡澡时升高的体温降低后，就会
产生睡意

让身体熟睡的泡澡方法
- 水温　40 摄氏度左右
- 泡澡时机
  睡前 1 小时以上
- 泡澡时间
  15~30 分钟

高质量的睡眠

提高睡眠质量可以提高身体的恢复能力

高质量睡眠是指能够修复大脑和身体的深度睡眠。

在睡眠的过程中，身体充分休息的浅睡眠（快速眼动睡眠）和大脑充分休息的深睡眠（非快速眼动睡眠），每90分钟左右交替出现。

非快速眼动睡眠时，生长激素分泌旺盛，修复身体细胞，机体免疫力恢复。如果这种睡眠不足的话，身体就会有疲劳感。

另外，同样的睡眠时间，比起白天睡觉，晚上睡觉更容易提高睡眠质量。这是因为，这样的睡眠方式符合我们身体白天活动晚上睡眠的生物钟规律。从早上照射到阳光，到约16小时后，大脑会分泌一种称为褪黑素的物质。起床时间决定不了就寝时间，而就寝时间会决定起床时间。为了能够让体内的生物钟正常运转，维持高质量的睡眠，除了使用正确的泡澡方式（参见第198页），还需要养成早上晒太阳的习惯。

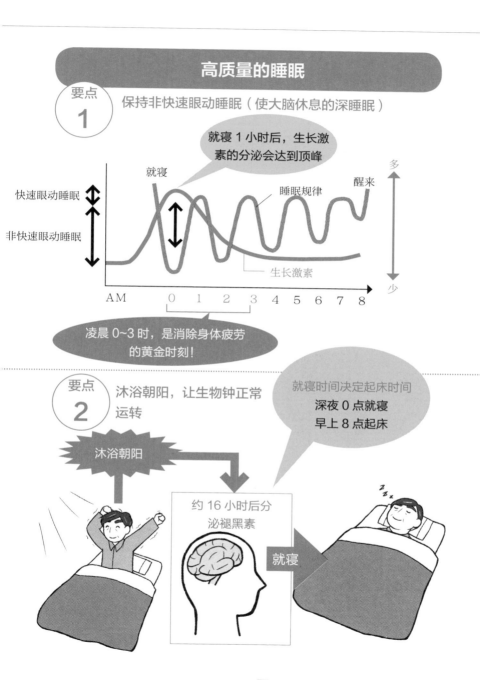

高质量的睡眠

要点 1 保持非快速眼动睡眠（使大脑休息的深睡眠）

就寝 1 小时后，生长激素的分泌会达到顶峰

就寝

快速眼动睡眠

非快速眼动睡眠

睡眠规律

醒来

多

少

生长激素

AM 0 1 2 3 4 5 6 7 8

凌晨 0~3 时，是消除身体疲劳的黄金时刻！

要点 2 沐浴朝阳，让生物钟正常运转

就寝时间决定起床时间
深夜 0 点就寝
早上 8 点起床

沐浴朝阳

约 16 小时后分泌褪黑素

就寝

Z z z

女性篇

使用应对漏尿的产品减轻漏尿产生的压力

在治疗漏尿的过程中，如果在某种程度上没有改善漏尿的情况，外出时可能就会担心漏尿，为了减轻漏尿给生活造成的压力，可以适当地使用应对漏尿的产品。

近年来，应对漏尿的产品有纸质的和布质的，吸收量从少量到多量都有。纸质的女性用纸尿垫与纸尿裤和生理期使用的卫生巾不同，不是用于吸收血液，而是用来吸收尿液，同时还具有抑制异味的作用。布质的产品有短裤和布垫一体的产品，以及可替换布垫的产品。为了达到更好的效果，使用穿戴之后没有缝隙的产品。

有矫正功能的下装，除了能够维持体型之外，也可以起到矫正骨盆和盆底肌的作用，但是会对身体产生压迫，降低行动能力，也可能会使泌尿问题恶化。

使用应对漏尿的产品

女性篇

纸质内裤、尿垫

● 和生理期使用的卫生巾使用感相同

● 使用后可以扔掉

● 旅行或外出时更换比较方便

● 可以选择吸收量

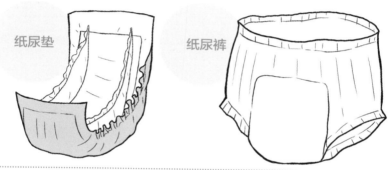

纸尿垫

纸尿裤

布质内裤、尿垫

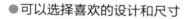

● 使用后可以清洗，经济实惠

● 和身体更加贴合，使用感更好

● 可以选择喜欢的设计和尺寸

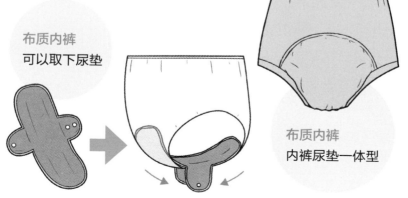

布质内裤
可以取下尿垫

布质内裤
内裤尿垫一体型

男性篇

使用外表普通的
漏尿内裤

50岁以上的男性中，约20%有漏尿的经历。但是，与女性相比，现在男性漏尿的问题并没有引起注意。

最近，市面上出现了各种各样针对男性漏尿的产品。大部分是根据男性漏尿的位置设计的吸收尿液能力更强的纸质或布质的尿垫和内裤。

对于男性来说，很多情况下卫生间没有设置垃圾箱来收集男性使用过的尿垫，因此在自家之外，使用尿垫就会变得不方便。特殊设计的紧身平角内裤和游泳短裤，外表和普通内裤没什么差别，旅行或者外出时可以更换使用。

如果不想去实体店购买的话，可以在网店购买，选择适合自己的舒适的产品。

使用应对漏尿的产品

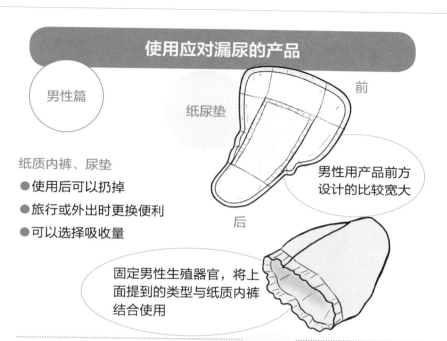

男性篇

纸尿垫

前

后

男性用产品前方设计的比较宽大

纸质内裤、尿垫

- 使用后可以扔掉
- 旅行或外出时更换便利
- 可以选择吸收量

固定男性生殖器官，将上面提到的类型与纸质内裤结合使用

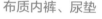

布质内裤、尿垫

- 使用后可以清洗，经济实惠
- 更贴身，使用感更好
- 可以选择喜欢的设计和尺寸

布质内裤

外面

外面与普通内裤没什么两样，但是经过特殊的设计

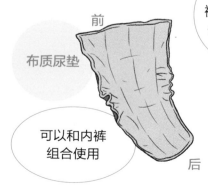

布质尿垫

前

后

可以和内裤组合使用

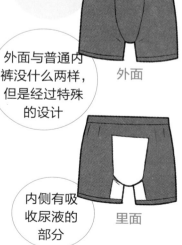

里面

内侧有吸收尿液的部分

日光浴

日光浴有利于预防泌尿问题，促进性激素正常分泌

　　身体正常分泌性激素，不仅可以保护泌尿器官和生殖器官不再出现泌尿问题，还可以维持身体健康。

　　美国哈弗大学的研究报告显示，维生素D可以有效促进雄激素的分泌。维生素D可以促进小肠对钙离子和锌离子的吸收，维持血液中钙离子的浓度和骨骼健康。近年来，维生素D预防认知症的功能也广为人知。沙丁鱼干、鲑鱼、沙丁鱼、鲱鱼、秋刀鱼、鳗鱼等鱼类可以补充维生素D。

　　另外，日光中的紫外线也很重要。日照时间短或不照射日光的话，体内的维生素D就会减少，破坏身体营养均衡，容易损害身体健康。建议养成沐浴阳光的习惯，促进身体生成维生素D。

日光浴可以预防泌尿问题！？

预防泌尿问题，保护生殖器官和泌尿器官，保持身体健康

身体正常分泌性激素

维生素 D 可以增加雄激素

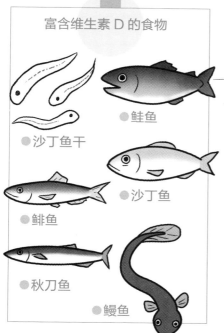

富含维生素 D 的食物

● 沙丁鱼干

● 鲑鱼

● 沙丁鱼

● 鲱鱼

● 秋刀鱼

● 鳗鱼

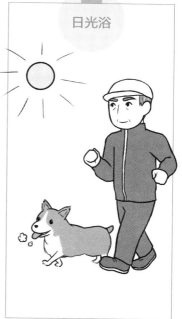

日光浴

●主编介绍

奥井识仁

日本横须贺女性泌尿科•泌尿科门诊院长。

1965年出生于日本爱知县。

毕业于东京大学研究生院医学系。医学博士。曾于哈佛大学临床医学留学。

在Brigham＆Woman医院学习妇科相关的手术。专业治疗盆腔脏器脱垂。女性泌尿科手术的领头人。在日本东京多所大学附属医院进行专业指导。在美国留学期间，曾被选为TOP OPINION LEADER。回日本后，登上Medical Tribune 杂志封面。在运动和性激素方面的研究，获得第14次Men's Health 医学会第5次睾丸素研究会会长奖，性功能学会东日本总会总会奖，Running学会优秀发表奖，生命科学财团留学资助，精神神经•血液医药研究振兴财团（现为先进医学研究振兴财团）留学资助等奖项。